ステップアップ
微生物学ノート
第2版

西條政幸
札幌市保健福祉局医療政策担当部長
国立感染症研究所名誉所員

本書の使い方

● 本書は12のChapterから構成されています。各Chapterとも、知って おきたい、押さえておきたい微生物学の知識を図表とともに簡潔にま とめてあります。重要語句を赤字にしていますので、お手持ちの赤色 のチェックシートを活用することによって、微生物学の要点を総 チェックし、繰り返し使えるノートとなっています。赤色シートで隠 さず、重要語句を意識して復習に活用してもいいでしょう。

● Chapterごとに、過去に国試で出題された問題やChapterごとの確認 問題として「練習問題でおさらいしよう」を用意しました。Chapter内 でチェックした内容をこの練習問題で再確認することができます。ま た、より理解を深めるための「コラム」も参考にしてください。

Contents

病原微生物と感染症

微生物と微生物学

Chapter 1 微生物学のあゆみ

1 微生物の種類と大きさ

種類

●微生物の分類：【 細菌 】、【 真菌 】、【 原虫 】、【 ウイルス 】

●細菌には【 マイコプラズマ 】、【 リケッチア 】、【 クラミジア 】が含まれる。

大きさ

●微生物の大きさ：【 原虫 】10〜100μm、【 真菌 】5〜12μm、一般細菌0.5〜10μm、【 ウイルス 】が20〜300nm程度。【 マイコプラズマ 】300nm、【 リケッチア 】0.3〜1μm、【 クラミジア 】0.2〜5μm

※1μm = 1/1000mm、1nm = 1/1000μm

2 微生物の分類

　すべての生物は細胞で構成され、その構造や性質の違いにより真核生物と原核生物に分けられる。ウイルスは生物を構成する細胞内で増殖する性質を有するが、生物には分類されない。

●原核細胞と真核細胞の違い

　【 核膜 】の有無、【 染色体 】数、【 リボソーム 】の大きさ、【 細胞壁 】の組成

●現代の分子系統分類での細菌の分類

　【 真性細菌 】と【 古細菌 】

●微生物学とは【 細菌 】学、【 真菌 】学、【 原虫 】学に【 ウイルス学 】を加えた総称。

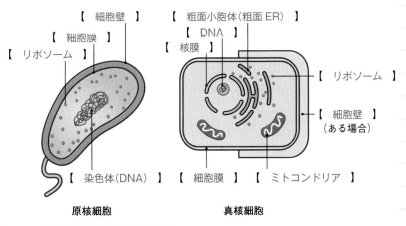

図1-1　原核生物と真核生物の比較

3 微生物学の範囲

　地球上には多くの生物が生息し、共生して生態系を形成している。微生物もその一員である。あるものは腐生菌として環境の浄化、自然環境の循環に重要な役割を果たしている。その微生物が産生する物質の一部は抗生物質として種々の感染症の治療に用いられている。

　ウイルス（遺伝情報をもち、細胞内でのみ増殖することができる）も、医学の中では一般的に微生物として取り扱われる。

医科微生物学
●新たな病原微生物による感染症【　新興感染症　】
●流行が一時的に収束している感染症が再び流行したもの【　再興感染症　】
●抵抗力の低下したヒトでよくみられる感染症【　日和見感染　】
●病院内で拡がる感染症【　院内感染　】

◆新興感染症
ヒト免疫不全ウイルス【　HIV　】による後天性免疫不全症候群【　AIDS　】の蔓延。
新規コロナウイルス【　SARSコロナウイルス1　】による重症急性呼吸器症候群【　SARS　】の出現。

◆再興感染症
【　結核　】、【　ペスト　】などの再流行。

4 ▶ 微生物の発見

病原細菌、ウイルスの発見

●現在の微生物学の基礎を築いたのはフランスの【　パスツール　】(1822〜1895)とドイツの【　コッホ　】(1843〜1910)である。

●1889年にコッホの門弟、【　北里柴三郎　】(1852〜1931)が、嫌気性菌である破傷風菌の純粋培養に成功した。また、香港でペストが流行した1894年には、パスツール研究所の【　エルサン　】(Alexander E.J. Yersin, 1863〜1943)とほぼ同時に、別々にペスト菌を発見した。北里とエルサンはそれ以前からのライバルで、エルサンはジフテリア菌の毒素を発見し、北里はジフテリアの血清療法を成功させた。

◆**白鳥の首フラスコの実験**

●パスツールは特殊な形状のフラスコを用いて、「生物は無生物から発生する」という自然発生説を否定し、「生物は生物からのみ発生する」ことを証明した。フラスコの中にに肉汁を入れて【　煮沸滅菌　】すると、首の部分に水滴が溜まりフラスコ内と外界が遮断。煮沸された肉汁は外気に触れることがなければ【　腐敗　】せず(微生物は発生しない)、それとは反対に、フラスコを振って肉汁を首の部分(つまり外界)に触れさせると、【　腐敗　】する(微生物が外界から入り増殖する)ことを示した。目に見えない微生物の存在を間接的な方法によって証明した。

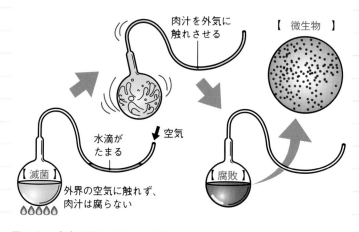

図1-2　白鳥の首フラスコの実験

◆**パスツールの発見と考案**

●【　パスツール　】は牛乳やワインの酸敗【　腐敗　】が発酵を起こす微生物【　酵母　】以

外の微生物によって起こり、その微生物は酵母より熱に弱いことを発見した。
酸敗を防ぐための【 低温殺菌法 】が考案された。

●コッホは【 純粋培養 】法を開発することに成功したことによりさまざまな病原細菌を発見した。炭疽病の動物から純粋培養して得られた微生物【 炭疽菌 】を別の動物に接種して炭疽病を発病させ、炭疽菌が炭疽病の原因であることを証明した。そして、ある病気の患者から分離された微生物が、その病気の原因であることを証明するには、以下の4つの条件を満たさなければならないとした。

◆コッホの4原則
①その病気の病変部から常に一定の微生物が検出されること
②検出されたその微生物は、その病気にのみ見られること
③その微生物を純粋培養し、感受性のある動物に接種するともとと同じ病気を起こすこと
④その動物の病変部から再びその微生物が検出されること

病原細菌の発見

●コッホ

1876年：【 炭疽菌 】

1882年：【 結核菌 】

1883年：【 コレラ菌 】

●北里柴三郎

1889年：【 破傷風菌 】の純粋培養

1894年：【 ペスト菌 】の発見

●志賀潔

1897年：【 赤痢菌 】

ウイルスの発見

●1892年にロシアの【 イワノフスキー 】は、【 タバコモザイク病 】の病原体が、細菌を除去する装置(細菌濾過器)を濾過させても除去することができないことを示し、細菌よりも微小であることを初めて示した。このような病原体を【 濾過性病原体 】と呼び、後に【 ウイルス 】と呼ばれるようになった。ドイツのレフレルとフロッシュは1898年に牛の【 口蹄疫 】が【 ウイルス 】によることを発見し、米国の【 リード 】らは1901年に【 黄熱 】もウイルスによるものであることを発見した。その後、多くの感染性疾患が【 濾過性病原体 】つまり【 ウイルス 】により引き起こされていることが明らかにされた。当初はマウス脳で【 ウイルス 】増殖させていたが、後に細胞培養法が考案され、培養細胞を用いて【 ウイルス 】を増殖させることができるようになった。

5 免疫学の始まり

ワクチン

●英国の【 ジェンナー 】（1749〜1823）は、乳搾りの女性には天然痘にかかる人が少ないことに気がついた。乳牛の乳房に天然痘の皮膚病変に類似した病変（牛痘）がみられることがあった。ジェンナーは乳搾りの女性の手には似たような病変が認められることも確かめ、1798年、ウシの牛痘病変の内容物を8歳の少年に接種し、翌年、その少年に痘瘡（天然痘）患者から採取した痘疱内溶液を接種した。しかし、痘瘡は発症しなかった。病原微生物やウイルスといった病原体が発見されていない時代に、天然痘の発症を安全に予防する方法を開発したのである。

●【 パスツール 】は病原体を弱毒化して接種すると、病原体を人為的に感染させても発症しないことを明らかにした。このような性質のものを【 ワクチン 】と呼ぶよう提唱した。

◆免疫血清

●ベーリングと北里柴三郎が【 抗毒素抗体 】を発見。【 抗毒素血清療法 】で、ジフテリアの治療に成功した。

◆免疫

●抗体がかかわる感染防御を【 液性免疫 】と呼ぶ。

●一度感染した病原体に特異的に発症予防に働く免疫機能を【 獲得免疫 】という。

6 消毒法、抗菌薬、抗ウイルス薬の発見

抗菌薬の発見

●1904年、病原微生物に対して増殖抑制を示す色素に着目し、トリパン赤にアフリカ睡眠病を引き起こすトリパノソーマ原虫に対する抗菌作用があることを発見したのは【 エールリッヒ 】。

●1910年、【 サルバルサン 】が【 梅毒 】に有効であることを発見したのは【 秦佐八郎 】。

●1929年、青カビが分泌する「細菌の増殖を抑制する物質」を発見し、抗菌薬としての使用を試みたのは【 フレミング 】。

●1941年、チェインとフローリーがこの物質を抽出・分離し、【 ペニシリン 】として実用化した。

●1944年に【 ストレプトマイシン 】、1947年に【 クロラムフェニコール 】、1948年に【 テトラサイクリン 】、1950年に【 エリスロマイシン 】、1957年に【 カナマイシン 】

などの抗菌薬が発見された。

●【　エリオン　】博士が、1970年代にヘルペスウイルス感染症に有効な

【　アシクロビル　】と呼ばれる「抗ウイルス薬」を開発した。【　アシクロビル　】は細胞に
毒性を示さず、ウイルス（単純ヘルペスウイルスと水痘・帯状疱疹ウイルス）の増殖を特異的に
抑制する抗ウイルス薬で、画期的なものであった。

　現在では、抗インフルエンザ薬、抗HIV薬、抗ヘルペスウイルス薬などの抗ウイルス薬が
開発され、臨床応用されている。

> ## Column
>
> **感染症の時代は終わった？**
>
> 　今では日常的の用いられている言葉「感染症」。ヒトからヒトに病原体が拡がり
> 病気を起こすのはあたりまえのように考えられている。しかし、感染症がウイルス、
> 細菌、真菌等の病原体によって起こることが明らかにされたのはそれほど遠い昔の
> ことではない。
>
> 　抗菌薬、抗ウイルス薬の開発が進み、また、多くの病気に有効なワクチンが開発
> されている。
>
> 　いくつかの感染症の予防が可能となり、いわゆる先進国では感染症で亡くなる患
> 者も激減したことから、1970〜1980年代には「感染症の時代は終わった」とさ
> え言われた。しかし、現在でも感染症領域における多くの諸問題、例えば新興・再
> 興感染症の発生、抗菌薬耐性菌の出現、日和見感染症患者の増加等が認められる。
>
> 　社会環境が改善されてきたとしても、私たちは感染症にかかるリスクから逃れる
> ことは難しい。
>
> 　感染症の時代に終わりはない？

練習問題でおさらいしよう

Q.1 感染性因子とその構成成分の組み合わせで正しいのはどれか。

1．細菌－核膜

2．真菌－細胞壁

3．プリオン－核酸

4．ウイルス－細胞膜

答え

Q.2 ニワトリコレラ菌の弱毒化およびワクチンの開発に成功した人物を選びなさい。

1．パスツール

2．ジェンナー

3．北里柴三郎

4．フレミング

答え

Q.3 赤痢菌の発見者を選びなさい。

1．北里柴三郎

2．コッホ

3．エルサン

4．志賀潔

答え

解答は p.99

Chapter 2 細菌学

1 細菌の形態と構造

大きさと形

●細菌の形は球状【　球菌　】、桿状【　桿菌　】、らせん状【　らせん菌　】の３つに大別される。

染色と観察

●細菌を染色して観察し、染色性の違いと菌体の形状、配列から菌種を鑑別する染色法
【　グラム染色　】

構造

●細菌は【　単細胞　】の【　原核　】生物で、核膜、核小体、ミトコンドリア、小胞体などがなく、外側が硬い【　細胞壁　】で覆われている。

●細菌を染色して観察し、染色性の違いと菌体の形状、配列から菌種を鑑別する。細菌の染色方法の１つがグラム染色で、ほとんどの細菌を２種類に染め分けることができ、染色は以下の手順で行う。

①スライドグラスに固定した標本(細菌)をクリスタル紫液で青紫色に染める。

②ルゴール処理をしてエタノールで脱色する(脱色せず青紫色のままの細菌と脱色する細菌に分かれる)。

③脱色した細菌をサフラニンで赤色に染める。

　青紫色に染まるものを【　グラム陽性菌　】、赤色に染まるものを【　グラム陰性菌　】に分類する。

◆細胞質

●【　核　】、【　リボソーム　】、【　メソソーム　】があり、菌種により表面に【　莢膜　】、【　鞭毛　】、【　線毛　】などがある。

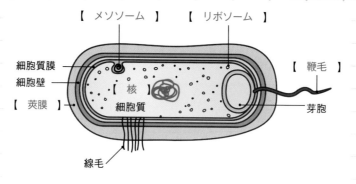

図2-1　細菌の構造

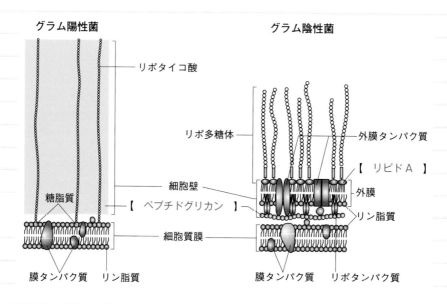

図2-2　細胞の細胞壁

表2-1　鞭毛の性状と主な細菌

無毛菌		【　赤痢菌　】、【　肺炎球菌　】など
単毛菌		【　コレラ菌　】、【　腸炎ビブリオ　】、 【　エロモナス　】、【　緑膿菌　】、 【　レジオネラ　】など
両毛菌		【　カンピロバクター　】など
叢毛菌		【　スピルリム　】、【　プレジオモナス　】 【　セラチア　】など
周毛菌		【　サルモネラ菌　】、【　チフス菌　】、 【　大腸菌　】、【　クロストリジウム属　】、 【　バシラス属　】など

2　細菌の増殖

●細菌の増殖・分裂に必要なもの

　【　水分　】、【　温度　】、【　酸素　】、【　二酸化炭素　】、【　水素イオン濃度；pH　】、

　【　浸透圧　】

●酸素がないと増殖できない【　偏性好気性菌　】

●酸素があると増殖できない【　偏性嫌気性菌　】

●酸素があってもなくても増殖できる【　通性嫌気性菌　】

●酸素分圧が低い状態でよく増殖する【　微好気性菌　】

温度

　増殖に最も適した温度域を【　増殖至適　】温度域という。増殖効率は至適温度域から離れる
にしたがって低下する。ヒトの病原細菌のほとんどは体温（37℃前後）を至適温度域とする。つ
まり、ヒトに病気を起こす細菌にとって体内は増殖環境に適している。

培養

●増殖に必要な栄養素と環境条件を細菌に与えて、人工的に増殖させること【　培養　】

3 ▶ 細菌の代謝

代謝経路

●細菌は生命を維持・増殖のため、細胞内で化学反応を起こして必要な物質を産生【　代謝　】

●高分子物質を低分子物質に分解してエネルギーを産生【　異化作用　】

●低分子物質を高分子物質に合成【　同化作用　】

異化作用

◆エネルギー産生

●【　グルコース　】、【　ブドウ糖　】を酵素分解し、エネルギー源となる
ATP【　アデノシン三リン酸　】を生成。

●酸素を必要とするエネルギー産生・代謝経路【　呼吸　】

●酸素を実用としない経路と必要としないエネルギー産生・代謝経路【　発酵　】

●【　呼吸　】のエネルギー産生効率は【　発酵　】のそれよりも高い。

嫌気的解糖【　発酵　】

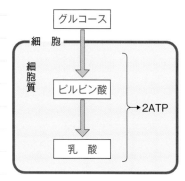

好気的解糖【　呼吸　】

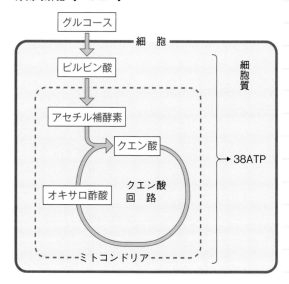

図2-3　嫌気的解糖と好気的解糖

4 ▶ 細菌の遺伝

細菌の遺伝情報

●それぞれの細菌に特有の形質はデオキシリボ核酸【 DNA 】の遺伝情報（遺伝子、ゲノム）によって発現。

●ゲノム：【 染色体 】と【 プラスミド 】の2つの形態で存在。

●【 染色体 】は生存にかかわる基本的な遺伝子情報。

●【 プラスミド 】は環状【 DNA 】で、薬剤耐性や病原性に影響。

形質遺伝

●細菌同士が接触し、一方の細菌からもう一方の細菌に遺伝子を伝達することを【 接合 】（conjugation）という。

●ある細菌のDNAが他の細菌に入り、そのDNAに組み込まれて形質が変化することを【 形質転換 】（transformation）という。

●細菌が増殖（DNA複製を伴う）過程で遺伝子（塩基配列）に変化が生じ、形質（性質）が変わることを【 突然変異 】（mutation）という。

●細菌を宿主とするウイルス【 バクテリオファージ 】が、ある細菌の遺伝子【 DNA 】を獲得し、それが他の細菌に感染して、もとの細菌の形質（性質）の一部が伝わることがある。これを【 形質導入 】（transduction）と呼ばれる。

5 ▶ 細菌の病原性

◆病原因子

●【 定着 】因子、【 侵入 】因子、【 毒性 】因子などに分けられる

●【 定着 】因子：細菌表面の線毛成分が粘膜上皮細胞表面に存在する受容体（粘膜層、表面抗原タンパク質）に結合すること。赤痢菌や淋菌の【 定着 】因子は【 線毛 】。

●【 侵入 】因子：細菌は増殖する過程で【 外毒素 】を産生して粘膜上皮細胞を破壊したり、【 菌体外酵素 】を分泌して増殖に有利な環境にする。これらは【 侵入因子 】と呼ばれ、病原性の発現に影響する。

●【 毒性 】因子：細菌毒素には、細菌（グラム陰性菌）の細胞壁の外膜構成成分である【 内毒素 】と細胞が増殖する過程で産生される【 外毒素 】がある。これらの細菌毒素は、病原性の発現に影響を与える。

細菌毒素

◆細菌が産生する毒素

●菌体外に分泌される【　外毒素　】

●細菌が壊れたときに放出される細胞壁の構成成分【　内毒素　】

表2-2　主な外毒素

毒素	産生細菌	作用(症状)
破傷風毒素	破傷風菌	神経毒(痙性麻痺)
ボツリヌス毒素	ボツリヌス菌	神経毒(弛緩性麻痺)
ベロ毒素	【　腸管出血性大腸困O-157　】 【　赤痢菌　】	細胞毒、タンパク質合成阻害、腸管毒(出血性下痢)
志賀毒素	赤痢菌	腸管毒(下痢)
ブドウ球菌腸管毒素	黄色ブドウ球菌	神経毒(嘔吐)
化膿性レンサ球菌発赤毒	A群レンサ球菌	発熱、発赤、ショック
毒素性ショック症候群毒素	黄色ブドウ球菌	発熱、発赤、ショック

Chapter 2 練習問題でおさらいしよう

Q.1 細菌が分類されるカテゴリーを選びなさい。

1. 真核細胞
2. 原核細胞
3. 幹細胞
4. 母細胞

答え

Q.2 酸素がなくても増殖可能な細菌を２つ選びなさい。

1. 偏性好気性菌
2. 通性嫌気性菌
3. 偏性嫌気性菌
4. 微好気性菌

答え
　　　　　　、

解答は p.99

1 真菌の生態

　真菌は、酵母、キノコを含む真核生物の1種で、自然環境中に広く生息している。一般的に
【　カビ　】と呼ばれる微生物は真菌に分類される。その大部分は周囲の有機物、無機物を栄養
源として繁殖する腐生菌で、自然界では有機物分解者として重要な役割を果たしている。大部分
の真菌はヒトに病気をもたらすことはなく、むしろその一部はヒトの生活に利益をもたらしている。

病原真菌

　現在知られている真菌は約70,000種以上あり、真菌の種類の数は細菌の約6,000種に比べては
るかに多い。ヒトに病気を起こす病原真菌種は病原細菌、病原ウイルスのそれらより少ないもの
の、それでも約400種あり、日本では50種ほどがヒトから分離されている。一部を除いてヒトに
病気を起こす力、いわゆる病原性は相対的に弱い。しかし、免疫不全患者の増加に伴って病原性
の低い真菌による感染症、【　日和見感染症　】患者が増加している。

形態
●真菌の栄養形：多細胞で糸状菌【　菌糸　】
●単細胞で、酵母様(状)真菌【　酵母　】

細胞構造
細菌にはない核膜を真菌は有する。また、真菌はミトコンドリア、小胞体などの細胞小器官をも
ち、細胞壁の主成分も細菌と異なる。

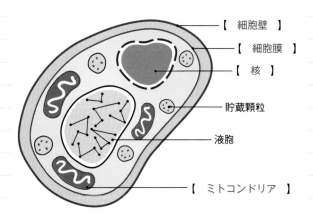

【　細胞壁　】
【　細胞膜　】
【　核　】
貯蔵顆粒
液胞
【　ミトコンドリア　】

図3-1　細胞構造

真菌の発育・増殖

◆菌糸の発育

●真菌の増殖は【 胞子 】の【 発芽 】から始まる。一定の伸長の後、【 隔壁 】を形成して細胞間を仕切る。

◆菌糸の分化

●菌糸は発育すると【 栄養菌糸 】と【 生殖菌糸 】の２つに分化。

●【 栄養菌糸 】

　栄養源【 基質 】に付着し、取り込んだ栄養素を菌糸の根元から先端に送る役割を担う。

●【 生殖菌糸 】

　先端の細胞が生殖器官に分化し、胞子をつくる。

◆出芽による増殖

●酵母は【 出芽 】で増殖する。

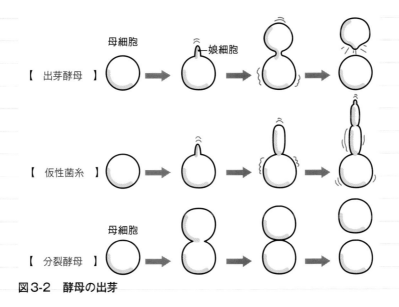

図3-2　酵母の出芽

◆真菌の生殖

●【 有性生殖 】

　雄株と雌株の２つの細胞が接合し、核融合−減数分裂が起こり、胞子をつくる。

●【 無性生殖 】

　雄株と雌株の接合がなく、胞子をつくる。

2 ▶ 真菌の栄養と代謝

真菌の病原性

● 全ての真菌は栄養源として有機物を必要とする【 従属栄養性 】

● 真菌の増殖・生存に必要なエネルギーは、酸素を利用してエネルギーを得る【 呼吸 】や酸素非依存下でエネルギーを得る【 発酵 】の代謝経路を利用して産生される。

● 代謝副産物として、ペニシリンなどの抗菌薬(抗生物質)や毒素【 マイコトキシン 】が産生される。

3 ▶ 真菌の病原性

真菌の病原性

◆ 真菌感染症のカテゴリー

● 真菌感染症は感染部位により【 表在性真菌症 】、【 深部皮膚真菌症 】と【 深在性真菌症 】に大別される。【 表在性真菌症 】は皮膚の表層(毛、爪を含む)が侵される疾患で、【 深部皮膚真菌症 】は真皮、皮下組織および周辺の筋膜や骨が病巣であり、【 深在性真菌症 】は深部臓器が侵される疾患である。

● 消化管内や皮膚表面に常在する真菌が、宿主の感染防御能の低下に伴って増殖し、感染症に発展すること【 日和見感染症 】

◆ 真菌中毒症

● 真菌が産生する毒素【 マイコトキシン 】によって中毒症が起こる。

練習問題でおさらいしよう

Q1 細菌にはなく、真菌には存在する細胞内構造を選びなさい。

1．染色体

2．核

3．核膜

4．細胞壁

答え

解答は p.99

Chapter 4 原虫学

1 原虫の特徴

●原虫【 10～100μm 】→単細胞の真核生物【 原生動物 】とも呼ばれる。

形態

　　原虫の運動形態はさまざまで、偽足を出して移動するもの、鞭毛で運動するもの、細胞表面に密生した繊毛で運動するものなどがある。

●鞭毛と波動膜をもち運動するが、細胞内に寄生するときは運動性のない無鞭毛型
【 クルーズトリパノソーマ原虫 】など

●血球に寄生する時期は動けないが、蚊の中腸に取り込まれた雄生殖母体から鞭毛の放出が起こり、このときは運動性をもつ【 マラリア原虫 】など

●サシチョウバエの媒介によってヒトに感染。サシチョウバエに寄生するときは鞭毛のみをもつ前鞭毛型をとり、細胞【 マクロファージ 】に寄生するときは無鞭毛型をとる
【 リーシュマニア原虫 】など

●栄養型は他の動物に感染しないが、栄養型の一部が抵抗性をもった嚢子になると、他の動物に感染する。【 トキソプラズマ 】など

原虫の構造

●原虫の構造は、【 細胞外皮 】、【 細胞質(外肉・内肉) 】からなる。

●細胞質は【 外肉 】と【 内肉 】に分かれる(細胞外質、細胞内質ともいわれる)。

2 原虫の種類と病原性

種類

●病原原虫は形態と運動性などによって【 根足虫類 】、【 鞭毛虫類 】、【 胞子虫類 】、【 繊毛虫類 】の4つに分類される。

感染経路

　　原虫の感染経路、感染様式は種類によって異なる。

①【 経口感染 】

　　食物を介して感染するもの(大腸バランチジウム原虫など)、水を介して感染するもの(赤痢ア

26

メーバ原虫、ランブル鞭毛虫、クリプトスポリジウム原虫など)がある。たとえば、クリプトスポリジウム原虫はウシの腸管内で増殖し、感染性のあるオーシストを1日数十億個も糞便中に排出して水や食物を汚染し、感染を広げる。

② 【 接触感染 】

宿主同士の接触によって感染するもの(腟トリコモナス原虫、赤痢アメーバ原虫)。

③ 【 接種感染 】

節足動物(蚊やダニ)の媒介によって感染するもの(マラリア原虫、リーシュマニア原虫、トリパノソーマなど)。

④ 【 胎盤感染 】

妊娠中に胎盤を通過して母体から子への胎内感染するもの(トキソプラズマ原虫、マラリア原虫など)。

表4-1　原虫の寄生部位

臓器	原虫
腸管	赤痢アメーバ原虫、ランブル鞭毛虫、クリプトスポリジウム原虫、大腸バランチジウム原虫
泌尿・生殖器	腟トリコモナス原虫
血液組織	マラリア原虫、リューシュマニア原虫、トキソプラズマ原虫

Chapter 4 練習問題でおさらいしよう

Q.1 原虫に関する記述で正しいものを選びなさい。

1. 真核細胞に分類される。
2. 多細胞からなる。
3. 運動性を有する性質が細菌と異なる。
4. 必ず有性生殖で増殖する。

答え

Q.2 経胎盤感染を起こす原虫を選びなさい。

1. 赤痢アメーバ原虫
2. トキソプラズマ原虫
3. 腟トリコモナス原虫
4. クリプトスポリジウム原虫

答え

解答は p.99

Chapter 5 ウイルス学

1 ウイルスの形態と構造

特徴

　あらゆる生物と呼ばれる生命体はDNA、RNAの両方を持つ。細胞はDNA→RNA→タンパク質という順に特異的遺伝情報に従って特定のタンパク質を産生し、生命を維持し、増殖する。しかし、ウイルスはRNA、DNAの一方しか持たず、単独では増殖に必要なエネルギーを産生したりタンパク質を合成したりすることはできない。

　その意味においてウイルスは【　生物　】(生命体)とは言えない。ウイルスは生きている細胞内でしか増殖できない【　偏性細胞寄生性　】。ウイルスは、自前でタンパク質を合成することも、エネルギーを産生することもできない(増殖できない)が、細胞に寄生(感染)すると、その細胞の機能を利用して増殖することができる。ウイルスは細胞外にあっては単なる微粒子で、無生物的であるが、ひとたび生きた細胞内に寄生すると生物としての特徴(増殖・複製)を示す。

大きさと形

パルボウイルス科【　18〜20　】nm、ピコルナウイルス科【　28〜30　】nm、ポックスウイルス科【　300〜350　】nm

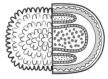

パルボウイルス科　　ピコルナウイルス科　　ポックスウイルス科

図5-1　ウイルスの種類と構造

基本構造

●遺伝情報を伝える核酸【　ゲノム　】、タンパク質の殻【　カプシド　】、殻を取り囲む脂質の膜【　エンベロープ　】からなる。エンベロープには細胞の表面に存在する受容体と結合する【　膜タンパク質　】が存在する。

2 ウイルスの増殖

増殖過程

●ウイルス増殖は、細菌への【 吸着 】、【 侵入 】、【 脱殻 】、【 ゲノム複製 】と【 遺伝子発現 】、【 組み立て 】と【 放出 】のプロセスをとる。

●侵入細胞表面に吸着したウイルスが細胞内に入り込む過程が【 侵入 】である。エンベロープをもつウイルスはエンベロープと細胞膜の融合が起こり、そのヌクレオカプシドが細胞内に入る。あるいは細胞の食作用【 エンドサイトーシス 】によりウイルスが細胞内に取り込まれる。また、エンベロープをもたないウイルスは細胞膜に穴を開けたり、細胞膜を分断したりして細胞内に【 侵入 】する。

3 ウイルスの遺伝

突然変異

●ウイルスゲノム複製過程における塩基配列の変異を突然変異という。

●【 突然変異 】の起こる頻度は、DNAウイルスに比べるとRNAウイルスではより高い。

①抗原性の変異

　宿主が保有するウイルスに対する抗体に対して、変異株(突然変異が起こった子ウイルス)が中和(細胞への感染性を失わせることをいう)されなくなる性質を獲得することがある。この変異株を【 中和抵抗性変異株 】という。宿主細胞への吸着に働く膜タンパク質に変異が起こっていることが多い。

　たとえば、インフルエンザウイルスに感染すると、そのウイルスに対する中和抗体が産生され、その後、同じ抗原型のインフルエンザウイルスが気道に侵入してきても、その抗体が働いて感染しないか、感染しても軽症であるが、同じインフルエンザでも膜タンパクに変異が生じて抗原性が変異すると、変異株にはその抗体が働かなくなり、感染しやすくなる。同じ抗原型のインフルエンザウイルスは繰り返して感染するのはこのためである。

②抗ウイルス薬に対する感受性の変異

　ウイルスの増殖を抑制する抗ウイルス薬に対し、耐性を獲得し、その薬剤が存在しても増殖できるようになることがある。この変異株を【 薬剤耐性変異株 】という。

　たとえば、単純ヘルペスウイルスによる感染症にはアシクロビルという抗ウイルス薬が用いられる。アシクロビルは、単純ヘルペスウイルスの発現するチミジンリン酸化酵素によって修飾(リン酸化)され、抗ウイルス活性を発揮するが、アシクロビル使用中にチミジンリン酸化酵素をコ

ードする遺伝子に変異が生じて、アシクロビルをリン酸化する能力が低下する。これによりアシクロビル耐性株が生じることがある。

③条件致死性変異

　ある条件のもとでは増殖できるが、その条件のもとでは増殖できなくなる変異を条件致死性変異という。増殖に至適な温度よりも低い温度でウイルスの増殖を人為的に繰り返していると、高温のもとでも普通に増殖できるウイルスが、増殖機能に関わるタンパク質を発現するゲノムの一部に変異が生じ、その温度で増殖能が極端に低下することがある。これを【　温度感受性変異　】といい、そのようなウイルスを【　温度感受性変異株　】という。一般的には温度感受性株の病原性は低下する。一部の【　生ワクチン　】は【　温度感受性変異株　】である。

4 ▶ ウイルスの分類

◆国際的な分類法
● ウイルスは現在まで約【　4,000　】種。
● ウイルスの分類：【　科　】、【　属　】に分類される。

◆性質による分類
●【　宿主　】により分類
　ヒト由来ウイルス、動物由来ウイルス、植物ウイルスなど
●【　ウイルス粒子の形状　】により分類
●【　エンベロープ　】を持つウイルスともたないウイルスに分類
● ヌクレオカプシドの形状により分類
● 核酸の種類により【　DNA　】ウイルスと【　RNA　】ウイルスに分類される
● ゲノムが１本鎖か２本鎖かによって分類
● ゲノムRNAが【　mRNA　】の機能をもつかどうかによって分類される。
　【　mRNA　】の機能を有する【　プラス鎖RNAウイルス　】と有さない
　【　マイナス鎖RNAウイルス　】
●【　逆転写酵素　】をもつウイルス(レトロウイルス)
●【　節足動物　】に刺されることで感染する(【　節足動物　】媒介性)ウイルス

【 吸着 】	ウイルスが細胞表面に接着する過程

【 侵入 】	細胞表面に吸着したウイルスが細胞内に入り込む過程

【 脱殻 】	感染細胞内でウイルスゲノムがカプシドから放出される過程

【ゲノム複製と遺伝子発現】	ウイルスゲノムの複製とウイルスタンパク質の合成

【 組み立て 】	ウイルスの構成要素であるゲノムと構造タンパク質からなるウイルス粒子形成

【 放出 】	ウイルス粒子の細胞外流出

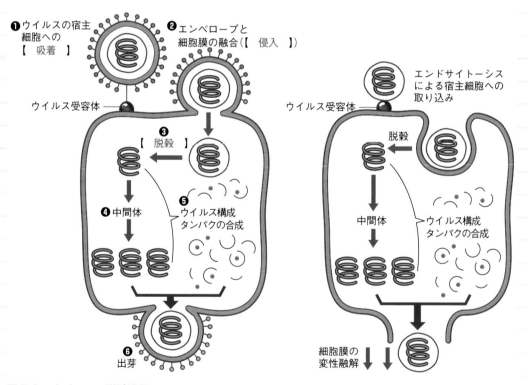

図5-2　ウイルスの増殖過程

Chapter 5　練習問題でおさらいしよう

Q.1 ウイルス増殖の過程で、「細胞表面に吸着したウイルスが細胞内に入り込む過程」を示す記述を選びなさい。

1．吸着
2．侵入
3．脱殻
4．組み立て

答え

Q.2 温度感受性変異株の特徴でないものを選びなさい。

1．一般的に病原性は低下している。
2．弱毒性ワクチンのなかに温度感受性変異株がある。
3．高温での増殖効率は低下していない。
4．ゲノムに変異が生じている。

答え

解答は p.99

感染と感染症

感染と感染症とは

1 感染の拡がり

◆局所感染症と全身感染症

●臓器内病変周囲に感染を広げていくウイルス：インフルエンザウイルス、ロタウイルスなどの
　【　局所感染型　】

●リンパ・血行性に遠隔臓器へと移行し、感染、増殖するウイルス：ポリオウイルスなどの
　【　全身感染型　】

◆感染症と発がん

●宿主細胞に悪性転換を起こすウイルス、RNAウイルスのレトロウイルスやフラビウイルス（C
　型肝炎ウイルス）、DNAウイルスのヘルペスウイルス（EBウイルス）、ヒトパピローマウイル
　ス、ヘパドナウイルス（B型肝炎ウイルス）などを【　腫瘍ウイルス　】という。

2 感染とは

●微生物がヒトの体内に侵入し、特定の組織内や粘膜表面に付着して増殖し、そのヒトに何らか
　の影響を与える状態を【　感染　】という。

●微生物が皮膚や粘膜表面などに単に付着した状態を【　汚染　】という。

●微生物が増殖し続けてもヒトに影響を与えない状態を【　定着　】という。

●感染が起こった場合を「感染の成立」という。

●感染に基づいて組織・臓器が障害を受け、症状が出現することを【　発症（発病）　】といい、
　その疾患を【　感染症　】という。

●ヒトからヒトへ伝染するものを【　伝染病　】、伝染によって患者が多発することを
　【　流行　】という。

3 感染の成立の要因

　感染が成立するかどうかは、微生物の病原力と宿主の感染防御機構の相互関係によって決まる。

●微生物の病原力を決める因子【　病原因子　】には【　組織侵入性　】の因子と、
　【　毒素産生性　】の因子がある。前者では莢膜、鞭毛、菌体外酵素などが、後者では外毒素、

内毒素がその役割を担う。

●宿主の感染防御能は微生物の侵入を阻む局所の物理的・化学的防御、微生物に対する白血球の食作用、常在細菌叢による病原微生物の増殖の阻害など【 非特異的防御能 】と特定の微生物の感染を防ぐ免疫【 特異的防御 】とがある。健康な女性の腟内にはデーデルライン桿菌が常在細菌叢として定着している。この細菌は乳酸を産生し、腟内の環境を酸性に維持して、病原体【 カンジダなどの真菌 】の増殖を抑えている【 非特異的防御能 】。麻疹ワクチンを接種することで麻疹に対して特異的に防御能を誘導することができる【 特異的防御能 】。

●宿主の感染防御能が低下すると、通常は病原性が弱く、ヒトに感染しても症状を引き起こさない微生物であっても病気を発症することがある。これを【 日和見感染 】という。

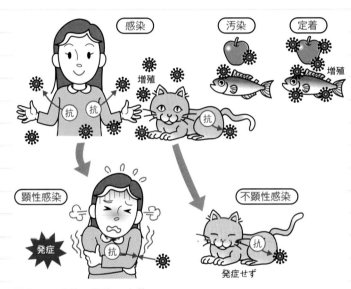

図6-1　感染・汚染・定着

表6-1　日和見感染を起こす微生物

細菌	【　表皮ブドウ球菌　】
	【　黄色ブドウ球菌　】
	【　腸球菌　】
	モラクセラ属
	【　緑膿菌　】
	【　レジオネラ属　】
	【　大腸菌　】
	その他の腸内細菌(エンテロバクター、シトロバクター、プロテウス、セラチアなど)
	バクテロイデス
真菌	【　カンジダ属　】
	【　アスペルギルス属　】
	【　クリプトコックス属　】
	ニューモシスチス・イロヴェチ
ウイルス	【　単純ヘルペスウイルス　】
	【　水痘・帯状疱疹ウイルス　】
	【　サイトメガロウイルス　】
	JC ウイルス
原虫	【　クリプトスポリジウム　】

顕性感染と不顕性感染

●感染が成立して発熱、化膿性病変などの症状が現れる【　顕性感染　】

●感染が成立しても症状が現れない【　不顕性感染　】

◆感染後の経過による分類

●一過性(急性)に経過するもの【　急性感染症　】(インフルエンザなど)

●持続性(慢性)に経過するもの【　慢性感染症　】(AIDS、B型肝炎、C型肝炎など)

感染源と感染経路

●宿主内の常在微生物が他の部位に侵入して感染を起こす【　内因感染　】

●外界から微生物が侵入して感染を起こす【　外因感染　】

●ヒトからヒトへ微生物が伝わる伝播様式【　水平伝播　】

●病原微生物が母体から胎児、新生児へと直接的に伝わる伝播様式【　垂直伝播　】

●【　直接伝播　】：飛沫感染、接触感染、咬傷感染など

●【　間接伝播　】：水系感染、食物感染、ベクター感染など

表6-2　飛沫感染、空気感染を起こす微生物

飛沫感染	細菌	【　結核菌　】
		【　肺炎マイコプラズマ　】
		【　肺炎クラミジア　】
	ウイルス	【　インフルエンザウイルス　】
		【　風疹ウイルス　】
		【　ムンプスウイルス　】
空気感染	細菌	【　結核菌　】
		【　レジオネラ属菌　】
	真菌	【　アスペルギルス属　】
	ウイルス	【　麻疹ウイルス　】
		【　水痘・帯状疱疹ウイルス　】

表6-3　食物感染（食中毒）を起こす微生物

細菌	【　黄色ブドウ球菌　】
	【　セレウス菌　】
	【　腸管出血性大腸菌　】
	【　赤痢菌　】
	【　サルモネラ属　】
	【　腸炎ビブリオ　】
	【　コレラ菌　】
	【　カンピロバクター属　】
	【　ウェルシュ菌　】
	【　ボツリヌス菌　】
ウイルス	【　ノロウイルス　】
	【　アストロウイルス　】

表6-4　性行為を介して感染する微生物

細菌	【　淋菌　】（淋病）
	【　軟性下疳菌　】（軟性下疳）
	【　梅毒トレポネーマ　】（梅毒）
	【　クラミジア・トラコマチス　】（性器クラミジア）
ウイルス	【　単純ヘルペスウイルス　】（性器ヘルペス）
	【　B型肝炎ウイルス　】
	【　ヒトパピローマウイルス　】（一部で子宮頸がん）
	【　ヒト免疫不全ウイルス　】
	【　サイトメガロウイルス　】
	【　ヒトTリンパ球向性ウイルスⅠ型　】※
原虫	【　腟トリコモナス　】（腟トリコモナス症）

※性行為を介して男性から女性に、授乳を介して親から子へ感染する

Chapter 6

39

表6-5　ベクター感染を起こす代表的な微生物

	病原微生物：疾患		媒介動物
ウイルス	【　日本脳炎ウイルス　】	：日本脳炎	（コガタアカイエカ）
	【　黄熱ウイルス　】	：黄熱	（ネッタイシマカ）
	【　デングウイルス　】	：デング熱	（ヒトスジシマカ） （ネッタイシマカ）
原虫	【　マラリア原虫　】	：マラリア	（ハマダラカ）
	【　発疹チフスリケッチア　】	：発疹チフス	（シラミ）
	【　ツツガムシリケッチア　】	：ツツガムシ病	（ツツガムシ）
	【　トリパノソーマ　】	：睡眠病	（ツェツェバエ）
細菌	【　ペスト菌　】	：ペスト	（ネズミノミ）
	【　日本紅斑熱リケッチア　】	：日本紅斑熱	（フタトゲチマダニ）

表6-6　代表的な垂直感染

	病原体	病原体	疾患
経胎盤感染	ウイルス	【　サイトメガロウイルス　】	先天性サイトメガロウイルス感染症
		【　風疹ウイルス　】	先天性風疹症候群
	細菌	【　梅毒トレポネーマ　】	先天性梅毒
産道感染	ウイルス	【　単純ヘルペスウイルス　】	新生児ヘルペス
		【　HIV　】	エイズ
		【　B型肝炎ウイルス　】	B型肝炎
	細菌	【　B群レンサ球菌　】	髄膜炎
		【　淋菌　】	角結膜炎
		【　クラミジア・トラコマーチス　】	クラミジア肺炎
母乳感染	ウイルス	【　HTLV　】	成人T細胞白血病
		【　HIV　】	エイズ

Chapter 6　練習問題でおさらいしよう

Q.1 空気感染するのはどれか。

1．結核菌
2．腸管出血性大腸菌
3．ヒト免疫不全ウイルス〈HIV〉
4．メチシリン耐性黄色ブドウ球菌〈MRSA〉

答え

Q.2 飛沫感染するのはどれか。

1．疥癬
2．コレラ
3．A型肝炎
4．インフルエンザ

答え

Q.3 日和見感染症はどれか。

1．麻疹
2．インフルエンザ
3．マイコプラズマ肺炎
4．ニューモシスチス肺炎

答え

Q.4 日和見感染症の起因菌はどれか。2つ選べ。

1．メチシリン耐性黄色ブドウ球菌(MRSA)
2．インフルエンザ菌
3．A群溶連菌
4．髄膜炎菌
5．緑膿菌

答え
　　　　　、

解答は p.99

1 免疫の定義

◆免疫

● もともと体内に存在するもの【 自己 】と、存在しないもの【 非自己 】を見分け、体内
に侵入する後者を異物として認識し、排除して生体を守る機構を【 免疫 】という。

● 病原微生物の感染から生体を守る仕組みを【 感染防御機構 】という。

● 感染から短時間で発動し、病原体を排除するとともに、高等生物においては獲得免疫の誘導を
行う防御機構を【 自然免疫 】という。下等生物にも保存されている。

● 病原微生物に感染することによって、その病原微生物に特異的に誘導される特異的防御能を
【 獲得免疫 】という。

● 体内に入ると免疫反応を誘導する物質のことを【 抗原 】と呼ぶ。

◆抗原となる物質

● 病原体の構成成分である【 タンパク質 】、【 多糖体 】、【 脂質 】、【 核酸 】が抗原
となり、特に細菌の細胞壁成分、ウイルスのエンベロープタンパク質、カプシドタンパク質な
どには強い抗原性がある。

● 抗原を認識し、免疫を成立させる一連の生体の反応を【 免疫応答 】という。

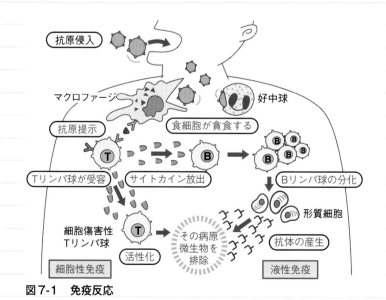

図7-1　免疫反応

2 免疫担当細胞

免疫担当器官
◆免疫機構
●免疫機構は抗原の種類を見分ける機能を持つリンパ球を中心に組み立てられている。造血幹細胞は骨髄で自己再生し、造血幹細胞から免疫担当細胞として骨髄系前駆細胞とリンパ系前駆細胞が分化する。

●骨髄以外に免疫担当器官に【　胸腺　】、【　脾臓　】、【　リンパ節　】があげられる。

免疫担当細胞
◆骨髄系前駆細胞から分化
●【　単球　】、【　マクロファージ　】、【　顆粒球(好中球、好塩基球、好酸球)　】、
【　肥満細胞(マスト細胞)　】など

●リンパ系前駆細胞から分化
【　Bリンパ球　】、【　Tリンパ球　】、【　NK(ナチュラルキラー)細胞　】など

◆リンパ球
●リンパ球は、【　Tリンパ球　】と【　Bリンパ球　】に大別される。【　Tリンパ球　】は
【　細胞性免疫　】を、【　Bリンパ球　】は抗体産生に基づく【　液性免疫　】を担当する。

◆単球・マクロファージ
●単球は血液細胞【　白血球　】の1種で、血液中を循環するが、組織に移行して
【　マクロファージ　】に分化する。

●【　マクロファージ　】はTリンパ球に抗原を提示する。

◆樹状細胞
●免疫担当細胞の1つで枝のような突起の形状を有する。リンパ球への抗原提示の役割を担う。

●【　ミエロイド系樹状細胞　】と【　リンパ球系樹状細胞　】に大別される。

◆NKT細胞
●【　NK細胞　】と【　Tリンパ球　】の両方の表面抗原を有する。

◆顆粒球
●顆粒球は主に骨髄でつくられ、顆粒の染色性によって【　好中球　】(異物を貪食して消化殺菌する)、【　好塩基球　】(ヒスタミンなどの化学メディエーターを放出)、【　好酸球　】(寄

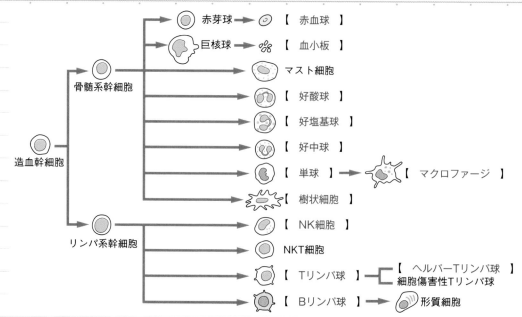

図7-2　免疫担当細胞

生虫疾患、アレルギー性疾患のときに高まる）に分けられる。

◆NK（ナチュラルキラー）細胞

●NK細胞は【　大型顆粒リンパ球：LGL　】とも呼ばれる。ウイルス感染細胞や腫瘍細胞の一
　部を標的として細胞傷害性を示す。

3 ▶ 抗体と補体

抗体

●抗体は抗原と特異的に結合するタンパク質で、血清タンパク質中のγ−グロブリン分画にある
　ので、【　免疫グロブリン(Immunoglobulin)　】とも呼ばれる。

◆基本構造

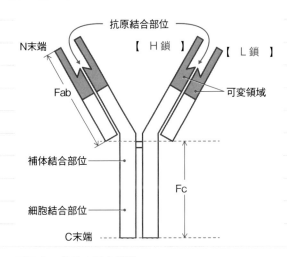

N末端　　　　　　　　抗原結合部位　　　　　　【 H鎖 】　　　【 L鎖 】

Fab　　　　　　　　　　　　　　　　　　　可変領域

補体結合部位

細胞結合部位　　　　　　　　　　　　Fc

C末端

図7-3　抗体の基本構造

◆種類

●抗体はH鎖の種類により、【　IgG　】(血中に最も多く存在するIgで、胎盤通過性がある)、
　【　IgM　】(中でも最も大きなIgで、感染初期の防御を担う)、【　IgA　】(粘膜における感染
　防御を担う)、【　IgE　】(炎症反応を促進し、アレルギーの原因にもなる)、IgDの５つのク
　ラスに分けられる。

補体

◆補体の成分

●補体は【　C１　】から【　C９　】までの９種類のタンパク質と、その活性化を促進、また
　は抑制する因子【　B、D、H、I因子など　】からなる。

◆補体の機能

●抗原・抗体複合体の異物に対して反応し、活性化することによりそれらの排除に働く。

◆補体の活性化の経路

●【　古典的経路　】、【　別経路　】、【　レクチン経路　】の３つがある。

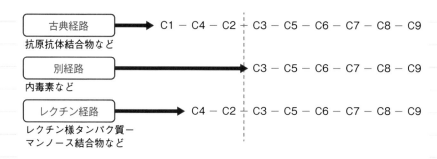

図7-4　補体の活性化経路

4　サイトカイン

◆サイトカインの種類
●活性化されたリンパ球が産生するタンパク質で、ほかの細胞の受容体に結合することによりその作用が現れるような物質を【　リンフォカイン　】と呼び、マクロファージが産生する同様の物質を【　モノカイン　】、これらの物質を総称して【　サイトカイン　】という。
●【　サイトカイン　】は分子量２万前後のタンパク質、あるいは糖タンパク質で、Ｔリンパ球、Ｂリンパ球、マクロファージ、線維芽細胞など多種類の細胞が産生し、血液系や神経系の発生、炎症反応、免疫応答、腫瘍発生、初期胚の発生など多彩な生物反応を調節する。
●【　サイトカイン受容体　】を持つ細胞に結合することで、情報を伝達する。ただし、１つのサイトカインが２つ以上の働きをし、複数のサイトカインが同じ働きをすることもある。
　【　サイトカイン作用　】の多様性と重複化が知られており、その働きは複雑である。

◆サイトカインの働き
●リンパ球の【　分化・増殖・活性化　】にかかわるサイトカイン（IL-2、IL-6 など）。
●【　造血・血球　】の分化にかかわるサイトカイン（G-CSF など）。
●炎症の【　誘発・調節　】、炎症細胞の走化にかかわるサイトカイン（TNF-α、TNF-β など）。

◆代表的なサイトカイン
【　IL-1　】
マクロファージをはじめ、樹状細胞、好中球、NK細胞など多くの細胞が、感染による細菌リポ多糖体などの刺激を受けて産生する。リンパ球をはじめ、好中球、上皮細胞、肝細胞、線維芽細胞、骨細胞など多くの細胞に作用する。

【　IL- 2　】

活性化されたTh1リンパ球の増殖を促進する。

【　IL- 4、IL- 5、IL- 6　】

Th2リンパ球によってつくられ、IL- 1、TNFとともにB細胞の増殖と分化を促進する。

【　炎症性サイトカイン　】と呼ばれる。

【　IL-10、IL-12　】

Th2リンパ球の分化を促進し、Th1リンパ球の分化を抑制する。

【　IFN　】

白血球がつくるIFN- α、ウイルス感染線維芽細胞がつくるIFN- β、Tリンパ球がつくるIFN − γ がある。

【　TNF　】

マクロファージが産生するTNF- α とTリンパ球が産生するTNF- β がある。TNF- β はリンホトキシンともいう。

【　IL- 8、MCP、MIP　】

好中球の遊走を誘導し、MCP、MIPは単球・マクロファージ、Tリンパ球の遊走を誘導する。

5 ▶ 免疫応答

免疫成立の過程

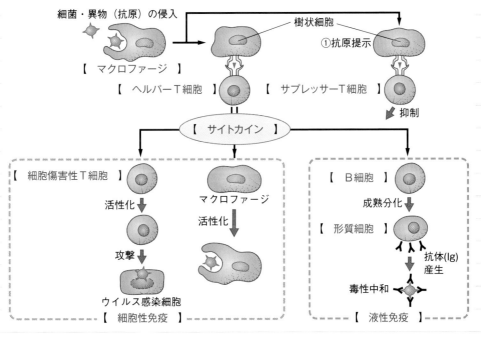

細菌・異物（抗原）の侵入　　　　　　　　　樹状細胞

【　マクロファージ　】　　　①抗原提示

【　ヘルパーT細胞　】　　　【　サプレッサーT細胞　】　　　抑制

【　サイトカイン　】

【　細胞傷害性T細胞　】　　　マクロファージ　　　　【　B細胞　】

活性化　　　　活性化　　　　成熟分化

攻撃　　　　　　　　　　　　【　形質細胞　】

ウイルス感染細胞　　　　　　　　　　　　　抗体(Ig)産生

【　細胞性免疫　】　　　毒性中和　　　【　液性免疫　】

図7-5　免疫のしくみ

Th1リンパ球とTh2リンパ球

【 Th1 】

リンパ球はマクロファージ、樹状細胞などが放出するIL-12の作用によってTh0リンパ球から分化する。細胞傷害性Tリンパ球やマクロファージを活性化し、細胞性免疫を誘導する。

【 Th2 】

リンパ球から分化する。IL-4、IL-6を放出し、Bリンパ球を活性化し、抗体産生を促し、液性免疫を誘導する。

液性免疫と細胞性免疫

●抗原に対する生体の応答(免疫)には、抗体を中心とする【 液性免疫 】とTリンパ球を中心とする【 細胞性免疫 】とがある。

表7-1　病原微生物と感染防御

	液性免疫	細胞性免疫	好中球による貪食
細菌	【ブドウ球菌】、【レンサ球菌】、【肺炎球菌】、【淋菌】、【髄膜炎菌】、【インフルエンザ桿菌】、【緑膿菌】	【サルモネラ】、【結核菌】、【ブルセラ】、【リステリア】	【ブドウ球菌】、【肺炎桿菌】
ウイルス	【コクサッキー】、【黄熱】、【ポリオ】、【インフルエンザ】	【ポックス】、【ヘルペス】、【麻疹】	
真菌	【ニューモシスチス・イロヴェチ】	【カンジダ】、【ヒストプラズマ】、【トキソプラズマ】	【カンジダ】、【アスペルギルス】、【ノカルディア】

6　アレルギー

◆アレルギーとは

●免疫が過剰に反応し、生体に有害な傷害をもたらす場合や自己の組織を誤って排除しようとし、生体にとって不利益な状態(疾患)が引き起こされることを【 アレルギー 】という。【 過敏性反応 】といい、引き起こす抗原を【 アレルゲン 】と呼ぶ。

●アナフィラキシー反応とは、抗原【 アレルゲン 】の侵入後、反応が数分で現れて数時間で消えるアレルギー。

◆アレルギーの分類

●即時性アレルギー【 即時型アレルギー(Ⅰ～Ⅲ型) 】

　【 Ⅰ型アレルギー 】

蕁麻疹、花粉症・アレルギー性鼻炎、気管支喘息、アナフィラキシーショックなど。

【　Ⅱ型アレルギー　】

細胞表面の抗原にIgM、IgGが結合し、そこに補体が結合することによって起こる。

【　Ⅲ型アレルギー　】

IgGと抗原が結合した免疫複合体(抗原・抗体複合体とも呼ばれる)が組織に沈着することによって起こる。免疫複合体は腎糸球体、関節、肺、皮膚に沈着しやすく、急性・慢性糸球体腎炎、全身性エリテマトーデス、関節リウマチなどがⅢ型アレルギー疾患の代表である。

●数時間で現れて24 〜 48時間でピークに達し、徐々に消えるアレルギー

【　遅延性アレルギー(Ⅳ型)　】

【　Ⅳ型アレルギー　】

Tリンパ球が主体となる【　細胞性免疫反応　】による組織傷害。ツベルクリン反応、接触性皮膚炎(漆かぶれ、など)などの原因である。

練習問題でおさらいしよう

Q.1 ウイルス感染後の長期の獲得免疫に関わるのはどれか。

1．好中球

2．好酸球

3．肥満細胞

4．メモリー（記憶）T細胞

答え

Q.2 抗原がIgEと結合して、それが原因で起こる病気（病態）はどれか。

1．接触皮膚炎

2．血液型不適合輸血

3．全身性エリテマトーデス

4．アナフィラキシーショック

答え

解答は p.99

Chapter 8 感染症

1 感染症のいま

新興・再興感染症

● 1970年代から発見された新規の病原体による感染症が【　新興感染症　】。

　収束していたはずの既知の病原体による感染症が再び流行が【　再興感染症　】。

● 新興感染症の病原体には、【　クリプトスポリジウム・パルブム　】、【　エボラウイルス　】、

　【　ヒト免疫不全ウイルス　】、【　腸管出血性大腸菌O-157：H7　】、

　【　ハンタウイルス（シンノンブレウイルス）　】、SFTSウイルス[※1]【　SARSコロナウイルス

　1　】[※2]、MERSコロナウイルス[※2]、【　SARSコロナウイルス2　】[※2]

● 再興感染症の病原体には、【　結核菌　】、【　西ナイルウイルス　】、ジカウイルス[※3]

日和見感染と院内感染

● 高齢化、医療の高度化によって免疫機能が低下している人が増加し、そのような人では病原性

　の弱い病原体による感染症を発症することがある。これを【　日和見感染　】という。

● 病院内で病原微生物に感染すること。一般に入院後【　48　】時間以降に発症した感染症を

　【　院内感染　】という。

● 病院外の通常の社会・家庭生活環境で感染することを【　市中感染　】という。

薬剤耐性菌

● 院内感染の主な原因菌

　【　MRSA　】、【　緑膿菌　】、【　セラチア　】、【　腸球菌　】などである。

※1　最近では、中国、韓国、日本で重症熱性血小板減少症候群 [Severe fever with thrombrytopenia syndrome（SFTS）] と呼ばれる、新規ブニヤウイルスによる重症感染症が流行していることが明らかとなった。新興感染症のひとつである。
※2　2002年から2003年にかけて中国で新規コロナウイルスによる致死率の高い重症急性呼吸器症候群 [Severe acute respiratory syndrome（SARS）] が流行した。中東で新規コロナウイルスによる致死率の高い重症肺炎 [中東呼吸器症候群（Middle East respiratory syndrome,（MERS）] が流行していることが発見された。MERSも新興感染症である。2019年、中国武漢市を源に新規コロナウイルスによる重症感染症である新型コロナウイルス感染症 [Coronavirus disease 2019（COVID-19）] が世界的流行に発展している。COVID-19の病原体は、SARSコロナウイルス2であり、COVID-19も新興感染症の1つである。
※3　2015年に中南米で大規模なジカウイルス感染症が流行した。ジカウイルスはフラビウイルス科に分類される蚊媒介性ウイルス感染症で、アフリカやアジアで流行していることは知られていた。再興感染症のひとつである。

表8-1　おもな新興感染症

発見年	病原体	分　類	疾　患
1973	ロタウイルス *Rotavirus*	ウイルス	小児下痢（白色便性下痢症）
1975	パルボウイルスB19 *Parvovirus B19*	ウイルス	伝染性紅斑、貧血
1976	クリプトスポリジウムパルバム *Cryptosporidium parvum*	原虫	下痢
1977	エボラウイルス *Ebolavirus*	ウイルス	エボラ出血熱
	レジオネラ・ニューモフィラ *Legionella pueumophila*	細菌	レジオネラ症（在郷軍人病）
	ハンタウイルス *Hantavirus*	ウイルス	腎症候性出血熱
	カンピロバクター属 *Campylobacter jejuni*	細菌	下痢
1980	ヒトTリンパ球向性ウイルス1型（HTLV-1） Human T-lymphotropic virus-1	ウイルス	成人T細胞白血病（ATL）
	D型肝炎ウイルス Hepatitis D virus	ウイルス	肝炎
1981	毒素産生性黄色ブドウ球菌 *TSST-1-producing Staphylococcus aureus*	細菌	毒素性ショック症候群
1982	大腸菌O-157:H7 *Escherichia coli O157:H7*	細菌	出血性大腸炎、溶血性尿毒症症候群
	プリオン *Prion*	プリオン	クロイツフェルト・ヤコブ病
	ボレリア・ブルグドルフェリ *Borrelia burgdorferi*	細菌	ライム病
	リケッチア・ジャポニカ *Rickettsia japonica*	細菌	日本紅斑熱
1983	ヒト免疫不全ウイルス（HIV） *Human immunodeficiency virus*	ウイルス	後天性免疫不全症候群（AIDS）
	ヘリコバクター・ピロリ *Helicobacter pylori*	細菌	胃炎（胃潰瘍、十二指腸潰瘍、胃がん）
1988	ヒトヘルペスウイルス6型 *Human herpesvirus-6*	ウイルス	突発性発疹
	E型肝炎ウイルス *Hepatitis E virus*	ウイルス	肝炎
1989	エールリヒア・シャフィーンシス *Ehrlichia chaffeensis*	細菌	エールリヒア症
	C型肝炎ウイルス *Hepatitis C virus*	ウイルス	肝炎

1991	ガナリトウイルス *Guanarito virus*	ウイルス	ベネズエラ出血熱
1992	コレラ菌 O-139 *Vibrio cholerae O-139*	細菌	新型コレラ
	バルトネラ・ヘンセレ *Bartonella henselae*	細菌	ネコひっかき病
1993	シンノンブレウイルス(ハンタウイルス) *Sin Nombre virus (Hantavirus)*	ウイルス	ハンタウイルス肺症候群
1994	サビアウイルス *Sabia virus*	ウイルス	ブラジル出血熱
	ヘンドラウイルス *Hendra virus*	ウイルス	髄膜炎、脳炎
1995	G型肝炎ウイルス *Hepatitis G virus*	ウイルス	肝炎
	ヒトヘルペスウイルス-8 *Human herpes virus-8*	ウイルス	カポジ肉腫
1997	A型トリインフルエンザウイルス H5N1 *Influenza virus A/H5N1*	ウイルス	重症肺炎
1998	ニパウイルス *Nipah virus*	ウイルス	髄膜炎、脳炎
1999	ウエストナイルウイルス *West Nile virus*	ウイルス	髄膜炎、脳炎
2003	SARSコロナウイルス1 *SARS coronavirus-1*	ウイルス	重症急性呼吸器症候群(SARS)
2008	ルジョウイルス *Lujo virus*	ウイルス	ウイルス性出血熱
2011	重症熱性血小板減少症候群ウイルス *Severe fever with thrombocytopenia syndrome (SFTS) virus*	ウイルス	重症熱性血小板減少症候群(SFTS)
2012	中東呼吸器症候群(MERS)コロナウイルス *Middle East respiratory syndrome (MERS) coronavirus*	ウイルス	中東呼吸器症候群(MERS)
2019	SARSコロナウイルス2 *SARS coronavirus-2*	ウイルス	新型コロナウイルス感染症 (COVID-19)

表8-2 院内感染の主な原因菌

種類			特徴
細菌	グラム陽性菌	【 黄色ブドウ球菌(MRSAを含む) 】	・ヒトの鼻腔、皮膚の常在菌。MRSAは多剤耐性
		【 表皮ブドウ球菌 】	・ヒトの鼻腔、皮膚の常在菌。静脈カテーテルによる感染が多い
		【 腸球菌(VREを含む) 】	・ヒトの腸管の常在菌。VREは多剤耐性
		【 クロストリジウム・デフィシル 】	・抗菌薬投与により菌交代現象の結果、腸内で増殖、偽膜大腸炎、出血性腸炎を起こす
	グラム陰性菌	【 緑膿菌 】	・抗菌薬の使用による菌交代現象で高頻度に検出。日和見感染菌として重要。多剤耐性株が多い
		【 セラチア属 】 【 エンテロバクター属 】	・日和見感染菌群の1種。創傷感染、肺炎、髄膜炎、尿路感染、敗血症などを起こす。多剤耐性株も報告されている
		【 バークホルデリア・セパシア 】	・日和見感染として尿路感染症などを起こす。多剤耐性株が多い
		【 レジオネラ属 】	・空調のクーリングタワー、給湯設備などが汚染源となる。肺炎を起こす
真菌		【 カンジダ 】	・菌交代症として顕在化。口腔、肺、腸管、泌尿器の感染症、全身播種などを起こす
		【 アスペルギルス・フミガーツス 】	・副腎皮質ステロイド薬の使用に関連して感染。肺感染症などを起こす
		【 クリプトコックス・ネオフォルマンス 】	・乾燥に強く、長期間空中を浮遊。主として経気道的に感染。肺感染症を起こす
ウイルス		【 水痘・帯状疱疹ウイルス 】	・接触、飛沫により感染。水痘を発症させる
		【 ロタウイルス 】	・糞口感染。水様性下痢と発熱をみる
		【 アデノウイルス 】	・飛沫、接触、糞便により上気道、眼の粘膜に感染。急性咽頭炎、急性結膜炎を起こす
		【 エンテロウイルス 】	・手足口病(手、足、口に水疱形成)、ヘルパンギーナ(発熱、咽頭痛、口腔内、咽頭に水疱形成)を起こす。多くは経口感染
		【 麻疹ウイルス 】	・飛沫感染。発熱2〜3日後に特有の発疹をみる。中耳炎、肺炎、咽頭炎などを合併する

2 ▶ 感染症対策

感染症サーベイランス

●感染症の伝播の3因子

【 感染源 】、【 感染経路 】、【 感受性宿主 】

3 ▶ 感染経路対策

◆感染症法に基づく対策

◆学校保険法に基づく対策

表8-3　学校において予防すべき感染症および出席停止の期間

第2種	【 インフルエンザ 】	解熱した後2日を経過するまで
	【 百日咳 】	特有の咳が消失するまで
	【 麻疹 】	解熱した後3日を経過するまで
	【 流行性耳下腺炎 】	耳下腺の腫脹が消失するまで
	【 風疹 】	発疹が消失するまで
	【 水痘 】	すべての発疹が痂皮化するまで
	【 咽頭結膜熱 】	主要症状が消失した後2日を経過するまで
	【 結核 】	伝染のおそれがなくなるまで

表8-4　感染症法の対象疾患と対応　　　　　　　　　　　　（2014年9月19日改正）

分　類	対象疾患	主な対応
新感染症	病原体が明らかになっていない感染症、症状が重篤かつ当該疾患の蔓延により国民の生命および健康に重大な影響を与えるおそれのあるもの	全例ただちに届出。原則入院
1類感染症	ペスト、【 エボラ出血熱 】、ラッサ熱、クリミア・コンゴ出血熱、痘瘡（天然痘）、マールブルグ病、南米出血熱	全例ただちに届出。原則入院
2類感染症	ジフテリア、【 急性灰白髄炎（ポリオ） 】、【 重症急性呼吸器症候群（SARS） 】、結核、鳥インフルエンザ（H5N1）	全例ただちに届出。状況に応じて入院
3類感染症	【 腸管出血性大腸菌感染症 】、腸チフス、パラチフス、コレラ、細菌性赤痢	全例ただちに届出。特定職業への就業制限

4類感染症	【 E型肝炎 】、ウエストナイル熱、【 A型肝炎 】、【 エキノコックス症 】、黄熱、オウム病、オムスク出血熱、回帰熱、キャサヌル森林病、Q熱、狂犬病、コクシジオイデス症、サル痘、【 重症熱性血小板減少症候群(病原体がフレボウイルス属SFTSウイルスであるものにかぎる) 】、腎症候性出血熱、西部ウマ脳炎、【 ダニ媒介脳炎 】、炭疽、チクングニア熱、【 つつが虫病 】、デング熱、東部ウマ脳炎 、鳥インフルエンザ(H5N1 および H7N9 を除く)、ニパウイルス感染症 、【 日本紅斑熱 】、【 日本脳炎 】、ハンタウイルス肺症候群、Bウイルス病、鼻疽、ブルセラ症、ベネズエラウマ脳炎、ヘンドラウイルス感染症、発しんチフス、【 ボツリヌス症 】、マラリア、野兎病、ライム病、リッサウイルス感染症、リフトバレー熱、類鼻疽、レジオネラ症、レプトスピラ症、ロッキー山紅斑熱	全例ただちに届出。消毒、動物の輸入禁止などの措置
5類感染症	アメーバ赤痢、ウイルス性肝炎(E型肝炎およびA型肝炎を除く)、カルバペネム耐性腸内細菌科細菌感染症、急性脳炎(ウエストナイル脳炎、日本脳炎などを除く)、クリプトスポリジウム症、クロイツフェルト・ヤコブ病、劇症型溶血性レンサ球菌感染症、【 後天性免疫不全症候群 】、ジアルジア症、侵襲性インフルエンザ菌感染症、侵襲性髄膜炎菌感染症、侵襲性肺炎球菌感染症、【 水痘(入院例にかぎる) 】、【 先天性風疹症候群 】、梅毒、種性クリプトコックス症、破傷風、バンコマイシン耐性黄色ブドウ球菌感染症、バンコマイシン耐性腸球菌感染症、【 風疹 】、【 麻疹 】、薬剤耐性アシネトバクター感染症	全例7日以内に届出
	・インフルエンザ定点：インフルエンザ(鳥インフルエンザを除く)	指定届出機関で情報収集(定点報告)。週単位で報告
	・小児科定点：RSウイルス感染症、咽頭結膜熱、A型溶血性レンサ球菌咽頭炎、感染性胃腸炎(ノロウイルス感染症などを含む)、水痘、手足口病、伝染性紅斑、突発性発疹、百日咳、ヘルパンギーナ、流行性耳下腺炎	週単位で報告
	・眼科定点：急性出血性結膜炎、流行性角結膜炎	週単位で報告
	・性感染症定点：性器クラミジア感染症、性器ヘルペスウイルス感染症、尖圭コンジローマ、淋菌感染症	月単位で報告
	・基幹定点：クラミジア肺炎(オウム病を除く)、細菌性髄膜炎、マイコプラズマ肺炎、感染性胃腸炎(ロタウイルスにかぎる)、無菌性髄膜炎	週単位で報告
	・基幹定点：ペニシリン耐性肺炎球菌感染症、メチシリン耐性黄色ブドウ球菌感染症、薬剤耐性緑膿菌感染症	月単位で報告
新型インフルエンザ等感染症	・新型インフルエンザ ・再興型インフルエンザ	全例ただちに届出(1類感染症相当の対応)
指定感染症	・【 中東呼吸器症候群(MERS) 】、鳥インフルエンザ(H7N9)、【 新型コロナウイルス感染症(COVID-19） 】	全例ただちに届出

表8-5　予防接種法の予防接種

対象疾患		種　類	対象年齢	標準接種	回数
A類疾病	ジフテリア（D）	トキソイド	1期初回（生後3〜90か月）	年齢3〜12か月	3回
	百日咳（P）	コンポーネントワクチン	1期追加（1期初回終了後6か月以上あけて）	1期初回終了後12〜18か月	1回
	破傷風（T）（DPT3種混合）	トキソイド	2期（11〜12歳）（DTのみ）		1回
	ポリオ	不活化ワクチン	初回（生後3〜12か月、3回）追加（初回終了後12〜18か月後）	3〜90か月	4回
	麻疹（MRワクチン）	生ワクチン	1期（生後12〜24か月）	1歳	2回
	風疹（MRワクチン）	生ワクチン	2期（生後60〜84か月の就学前）	5〜6歳	2回
	日本脳炎	不活化ワクチン	1期初回（生後6〜90か月）1期追加（生後6〜90か月）2期（9〜12歳）	3歳4歳小学4年	2回1回1回
B類疾病	インフルエンザ	コンポーネントワクチン	①65歳以上の者②60歳以上65歳未満で、心臓・腎臓もしくは呼吸器の機能またはHIVによる免疫機能の障害を有する者		2回

◆【　標準感染予防策；スタンダードプリコーション　】

アメリカのCDC（疾病防疫センター）が1996年に提唱した「隔離予防策」における予防策である。

①【　手洗い・手指消毒　】　②【　手袋　】　③【　マスク・ゴーグル　】　④【　ガウン　】

⑤【　リネン　】　⑥【　器具　】　⑦【　患者配置　】

◆感染経路別予防策（標準感染予防策に加えて）

●空気感染予防策

①【　マスク（N95）　】　②【　患者配置　】　③【　患者移送　】

●飛沫感染予防策

①【　マスク　】　②【　患者配置　】　③【　患者移送　】

●接触感染予防策

①【　手袋　】　②【　ガウン　】　③【　器具　】　④【　患者配置　】　⑤【　患者移送　】

4　感染予防

感染症の予防

◆感染症予防の種類

●ワクチンを接種することで発症予防能を誘導する【　能動免疫　】

●ヒト免疫グロブリン製剤や免疫血清投与による 【　受動免疫　】

◆ワクチンとは
【　ワクチン　】は病原性を除去または低下させた病原体または病原体の構成タンパク質で、生
体に接種することにより、免疫(病原体に対する特異的防御機構)が誘導される。

◆ワクチンの種類
●【　死菌・不活化ワクチン　】
　日本脳炎、ポリオ、狂犬病、A型肝炎、肺炎球菌感染症、B型インフルエンザ菌(Hib)感染症、
　コレラ、ワイル病など。
●【　弱毒生ワクチン　】
　細菌性生ワクチンには結核に対するBCG、ウイルス性生ワクチンには麻疹、風疹、流行性耳
　下腺炎、水痘、黄熱など。
●【　コンポーネントワクチン　】
　百日咳、インフルエンザなど。
●【　無毒化毒素(トキソイド)　】
　ジフテリアトキソイド、破傷風トキソイド、ボツリヌストキソイド、百日咳トキソイド。
●【　組み換え抗原ワクチン　】
　B型肝炎ワクチン、ヒトパピローマウイルス感染症(一部の子宮頸がん)など。

◆予防接種の方法
●ほとんどのワクチンは注射器を用いての 【　皮下　】 接種である。

◆免疫血清とヒト免疫グロブリン製剤
●【　免疫血清　】
　ジフテリア菌や破傷風菌の毒素をウマに接種し、それらの毒素を中和(無毒化)する活性を有す
　る血清が得られる。ジフテリア、破傷風に対する治療薬となる。
●【　ヒト免疫グロブリン製剤　】
　ヒトの免疫血清(抗体を含む血清)から免疫グロブリン(抗体)を抽出し、精製したもの。水痘帯
　状疱疹ウイルス、サイトメガロウイルス、狂犬病ウイルスなどに対する製剤などがある。

滅菌と消毒
◆滅菌と消毒の違い
●注射器、手術器具、縫合糸などの対象物中に存在するすべての微生物を死滅させるか、除去し
　て、感染性のある微生物が存在しない状態にすることを 【　滅菌　】 という。
●手術部位の皮膚、創傷などの微生物を薬物などで減少させ、感染が起こるリスクを低減させる

ことを【　消毒　】という。

◆消毒の方法
●消毒には熱を加えて行う【　煮沸消毒　】と【　消毒薬　】を用いる方法がある。
●消毒薬を用いる方法
　さまざま消毒薬があり、目的に応じて使い分けされている。消毒に対して最も抵抗性が強いのは芽胞、次に結核菌、続いてエンベロープをもたないウイルス、真菌で、最も抵抗性が弱いのは一般(芽胞を形成しない)細菌、エンベロープをもつウイルスである。

①【　アルコール類(エタノール76～81％、イソプロパノール50～70％)　】
　細胞膜脂質成分の溶解、タンパク質の変性作用によって消毒効果を示す。短時間で殺菌し、蒸発して残留しないことから、手指、皮膚、医療器具、カテーテルなどの消毒に用いられている。

②【　フェノール類(フェノール、クレゾール、クロルヘキシジン)　】
　強力なタンパク質変性作用によって消毒効果を示す。フェノールは器具、手指、排泄物の消毒に用いられる。クレゾールは水に溶けず、石鹸液に溶けるので、クレゾール石鹸液として用いる。有機物の混入によって効果が著しく低下する。

③【　塩素化合物(塩素ガス、次亜塩素酸ナトリウム、クロラミン)　】
　水中で次亜塩素酸イオンを放出し、その酸化作用によって消毒効果を示す。塩素ガスは上下水道、プール水の消毒に広く用いられている。次亜塩素酸ナトリウムは、多くの微生物を不活化できる(結核菌は長時間さらさないと殺菌できない)。飲料水、金属製以外の医療器具などの消毒に広く用いられている。

④【　ヨウ素化合物(ヨードチンキ、ヨードホール、ポビドンヨード)　】
　タンパク質のヨウ素化と酸化によって消毒効果を示す。芽胞を形成しない細菌、エンベロープをもつウイルスに有効である。ヨードチンキはヨウ化カリウムを70％エタノールで溶解したものであるが、皮膚への刺激が強く、表皮剥離を起こすのでそのままでは生体には使えない。通常は等量の70％エタノールを加えた希ヨードチンキが用いられる。ヨードホールはヨウ素と界面活性剤の混合物で、手指の消毒には原液を10～100倍に、【　器具や部屋　】の消毒には原液を300～500倍に薄めて用いる。ポビドンヨードはヨウ素とポリビニルピロリドン(高分子物質)の混合物で、皮膚、創傷、粘膜などの消毒には稀釈して用いる。

⑤【　逆性石鹸　】
　普通の石鹸(脂肪酸ナトリウムまたはカリウム塩)が陰イオンによる界面活性作用を持つのに対し、逆性石鹸(塩化ベンザルコニウムまたは塩化ベンゼトニウム)は陽イオンによる界面活性作用

を持つ。陰性に荷電した細菌に陽性に荷電した消毒薬が吸着し、タンパク質を変性させて殺菌する。【 有芽胞菌 】、結核菌、ウイルス、緑膿菌には無効である。

⑥【 アルデヒド類(ホルムアルデヒド、グルタルアルデヒド) 】
　核酸、タンパク質に結合してアルキル化することによって、微生物を不活化する。飽和水溶液(37%)のホルマリンは、希釈して【 医療器具 】の消毒に用いられている。ホルムアルデヒドと過マンガン酸カリウムの混合液から放出されるホルムアルデヒドガスは、目張りした病室の消毒に用いられる。

◆消毒の実際
　消毒薬濃度と消毒時間は消毒効果に影響を及ぼす因子として重要である。濃度は一般に高いほど効果が大きいが、濃度を高くすると毒性も高くなる。時間は長いほど効果が大きいので、できるだけ長時間作用(10分以上)させるよう努める。また、温度が高いほど速やかに作用するので、できるだけ高い温度で作用させるよう努める(希釈に温水を使用するなど)。
●手指消毒
　【 消毒用エタノール 】、塩化ベンザルコニウム含有エタノール、クロルヘキシジン含有エタノール、ポビドンヨード含有エタノールなどが用いられている。擦り込み式で、速乾性である。
●注射、採血部位
　【 消毒用エタノール 】が用いられる。エタノール綿で皮膚面を擦り、乾燥させる。
●手術野
　【 ポビドンヨード 】やヨードホールなどが使用されている。手術野に塗布して乾燥させる。
●医療用器具
　耐熱性器具は【 煮沸消毒 】、非耐熱性器具は【 次亜塩素酸ナトリウム 】、クロルヘキシジン、消毒用エタノールなどが用いられている。
●血液、排泄物、分泌液で汚染された場所
　【 次亜塩素酸ナトリウム 】で拭き取る。

5　感染症の診断

◆感染兆候
●多くの感染症に共通する症状【 発熱 】、【 頭痛 】、【 全身けん怠感 】など

◆感染症の検査
●感染症の検査には、グラム染色法や抗酸性染色法を用いる【 細菌学的検査 】、
　【 真菌学的検査 】、【 原虫学的検査 】がある。

●真菌感染症の検査には、【　真菌学的検査　】

●原虫感染症の検査には、【　原虫学的検査　】

●ウイルス感染症の診断は、ウイルス抗原、ウイルス核酸の検出、ウイルスの分離・同定

【　病原検査　】、ウイルスに対する免疫(抗体)応答の証明【　血清学的検査　】によって診断

する

【　ウイルス学的検査　】が必要である。検体中の微生物の遺伝子を増幅して検出し(PCR法

と呼ばれる)、またその遺伝子産物の塩基配列を調べて属、種を同定する検査は

【　分子生物学的検査　】と呼ばれる。

表8-6　発熱をきたす主な感染症

短期有熱疾患	長期有熱疾患
1.かぜ症状(咳、鼻汁)を伴うもの かぜ症候群(インフルエンザを含む) 【　急性扁桃炎　】【　急性気管支炎　】【　肺炎　】など 2.消化器症状(嘔吐、下痢、腹痛)を伴うもの 【　急性肝炎　】【　急性虫垂炎　】【　急性胆嚢炎　】 【　胆管炎　】【　細菌性食中毒　】【　急性腸管感染症　】 など 3.神経症状(意識障害、けいれんなど)を伴うもの 【　日本脳炎　】【　灰白髄炎(ポリオ)　】 【　無菌性髄膜炎　】【　細菌性髄膜炎　】など 4.泌尿・性器症状(排尿時痛、腰背部痛)を伴うもの 【　急性腎盂腎炎　】【　前立腺炎　】【　副睾丸炎　】 【　尿道炎　】など 5.皮膚・組織に病変が出現するもの 【　よう・せつ　】【　直腸周囲炎　】【　蜂窩織炎　】など 6.発疹を伴うもの 【　麻疹　】【　風疹　】【　水痘　】【　帯状疱疹　】 【　猩紅熱　】【　伝染性紅斑　】【　発疹チフス　】 【　腸・パラチフス　】【　丹毒　】など	1.感染症 【　結核　】【　肝・胆道感染症　】 【　細菌性心内膜炎　】【　腎盂腎炎　】 【　深部膿瘍　】【　敗血症　】 【　腸チフス・パラチフス　】など 2.悪性腫瘍 【　がん　】【　悪性リンパ腫　】 【　白血病　】 3.膠原病 【　関節リウマチ　】 【　全身性エリテマトーデス　】 【　結節性動脈炎　】など

表8-7　感染性腸炎を起こす主な病原体

細菌	【　赤痢菌　】【　コレラ菌　】【　カンピロバクター属　】【　サルモネラ属　】 【　腸炎ビブリオ　】【　病原性大腸菌　】など
ウイルス	【　ロタウイルス　】【　ノロウイルス　】【　アデノウイルス　】など
原虫	【　赤痢アメーバ原虫　】【　ランブル鞭毛虫　】など

表8-8　発疹をきたす主な感染症

	疾患	発疹の特徴	その他の症状
ウイルス	【　麻疹　】	小紅斑丘疹が顔面、体幹から四肢に広がる	発熱、上気道炎、結膜炎
	【　風疹　】	小紅斑丘疹が顔面、体幹から四肢に広がる	発熱、倦怠感、頭痛、耳介後部リンパ節腫大
	【　水痘　】	水疱が体幹に初発し、全身に広がる 紅斑→水疱→膿疱→痂皮形成	発熱、咽頭痛
	【　突発性発疹　】	3日間の発熱と解熱後の体幹、顔面等に出現する小紅斑血疹	発熱、不機嫌、頸部リンパ節腫大
	【　帯状疱疹　】	体幹、顔面の一側で知覚神経領域に一致して紅斑→水疱→膿疱	発疹部位の痒痛、軽度発熱
	【　手足口病　】	水疱性丘疹が手、足、口腔内に分布する。10歳以下の小児に発症	発熱、口腔内びらん
	【　デング熱　】	紅斑状丘疹が四肢から体幹に広がる	発熱、頭痛、眼痛、関節痛、筋肉痛
リケッチア	【　発疹チフス　】	粟粒大のバラ疹が体幹に初発し、全身に広がる	頭痛、悪寒、発熱、全身倦怠、精神神経症状
	【　ツツガムシ病　】	刺し口は暗赤色の痂皮、不定形の斑状丘疹が体幹から全身に広がる	突然の悪寒、頭痛、発熱、局所リンパ節腫脹
	【　日本紅斑熱　】	米粒～小豆大の紅斑が手足、手掌、顔面から全身に広がる	全身倦怠、悪寒戦慄、頭痛、高熱
細菌	【　猩紅熱　】	顎～上胸部に初発し、全身に広がるびまん性紅斑、口囲蒼白※	発熱、悪寒戦慄
	【　腸チフス　】	前胸～上腹部に淡紅色の丘疹	発熱、下痢、脾腫
	【　流行性髄膜炎　】	四肢、体幹に淡紅色～紫赤色の斑状丘疹	発熱、激しい頭痛、悪心・嘔吐、項部硬直、意識障害
	【　ライム病　】	初期に遠心性に広がる遊走性紅斑	発熱、筋肉痛、神経麻痺、心刺激・伝達障害、慢性関節炎

※口囲蒼白：額と頬が紅潮し、口の周囲は蒼白に見えること。

6 ▶ 感染症の治療

抗菌薬

◆細胞壁の合成を阻害する薬

● 【 β-ラクタム系抗菌薬 】、【 バンコマイシン 】がある。

● β-ラクタム系抗菌薬には【 ペニシリン系抗菌薬 】、【 セフェム系抗菌薬 】、
【 カルバペネム系抗菌薬 】、【 モノバクタム系抗菌薬 】

◆タンパク質合成を阻害する薬

【 アミノ配糖体系抗菌薬(ストレプトマイシン、カナマイシンなど) 】、

【 マクロライド系抗菌薬(エリスロマイシン、クラリスロマイシンなど) 】、

【 リンコサミド系抗菌薬(リンコマイシン、カリンダマイシンなど) 】、

【 クロラムフェニコール 】、

【 テトラサイクリン系抗菌薬(テトラサイクリン、ドキシサイクリンなど) 】

◆核酸合成を阻害する薬

【 リファンピシン 】、【 キノロン系抗菌薬(ノルクロキサシンなど) 】、

◆葉酸代謝を阻害する薬

【 サルファ剤 】

◆抗真菌薬

【 ポリエン系抗生物質(アムホテリシンBなど) 】、

【 アゾール系抗真菌薬(ミコナゾール、ノルコナゾールなど) 】、

【 キャンディン系抗真菌薬(ミカファギンなど) 】、

【 フルシトシン 】、

【 グリセオフルビン 】

◆抗原虫薬

【 抗アメーバ薬(メトロンダゾール、チンダゾールなど) 】、

【 抗トリコモナス薬(メトロンダゾール、チンダゾールなど) 】、

【 抗ランブル鞭毛虫薬(メトロンダゾール、チンダゾールなど) 】、

【 抗トリパノソーマ薬(スラミン、エフロールニチンなど) 】、

【 抗リーシュマニア薬(スチボルコン酸ナトリウムなど) 】、

Chapter
8

感染症

【　抗トキソプラズマ薬(ピリメタシンなど)　】、

【　抗クリプトスポリジウム症薬(スピラマイシンなど)　】、

【　抗マラリア薬(メフロキン硫酸、クロロキンなど)　】

◆抗ウイルス薬

●抗ウイルス薬による治療が可能なウイルス性疾患

【　単純ヘルペスウイルス1型、2型　】、【　水痘・帯状疱疹ウイルス　】、

【　サイトメガロウイルス　】のヘルペス科ウイルス感染症、【　B型肝炎　】と【　C型肝炎　】
などのウイルス性肝炎、【　エイズ(HIV感染症)　】、【　インフルエンザ　】に対する抗ウイル
ス薬が臨床応用されている。

●【　アシクロビル　】は、単純ヘルペスウイルス1型、単純ヘルペスウイルス2型、水痘・帯
　状疱疹ウイルスの増殖を選択的に抑制する。

表8-9　代表的な抗ウイルス薬と対象となるウイルス

抗ウイルス薬	対象となるウイルス
アシクロビル	【　単純ヘルペスウイルス1型　】 【　単純ヘルペスウイルス2型　】 【　水痘・帯状疱疹ウイルス　】
ガンシクロビル	【　サイトメガウイルス　】
リバビリン	【　C型肝炎ウイルス、ラッサウイルス　】※1
ジドブシン	【　ヒト免疫不全ウイルス　】
ラミブジン	【　ヒト免疫不全ウイルス、B型肝炎ウイルス　】
オセルタミビル	【　A型・B型インフルエンザウイルス　】

※1 今ではより有効な抗C型肝炎ウイルス薬が開発されており、用いられることはな
くなった

抗ウイルス薬と抗真菌薬の開発は難しい

　ウイルスは生きている細胞に入り込み、その代謝機構を利用して増殖する。長い間、ウイルスの感染していない細胞に影響を与えず、ウイルスの増殖だけを抑制する薬剤を開発することは難しかった。

　一方、真菌はヒトの細胞と同様の代謝経路を有し、ともに真核生物に分類される。真菌の増殖を抑制する物質は、ヒトの細胞にも抑制効果を発揮することが多い。

　抗ウイルス活性、抗真菌薬活性の発揮する物質はヒトの細胞にも影響を与え、副作用を誘導する傾向がある。その理由で抗ウイルス薬や抗真菌薬の開発は、原生細胞に分類される細菌に対する抗菌薬の開発よりも難しかった。

　1970年代に英国のElion GB博士が細胞に影響を与えずヘルペスウイルスの増殖だけを抑制する抗ウイルス薬（アシクロビル）を初めて開発した。この業績でElion GB博士はノーベル生理学・医学賞を受賞した。

　いまだに抗ウイルス薬で治療可能なウイルス性疾患は限られている。

Chapter 8 練習問題でおさらいしよう

Q.1 スタンダードプリコーションの対象はどれか。

1. 汗
2. 爪
3. 唾液
4. 頭髪

答え

Q.2 スタンダードプリコーションで予防するのはどれか。

1. 誤薬
2. 患者誤認
3. 院内感染
4. 転倒・転落

答え

Q.3 空気感染を防止するための防護用具はどれか。

1. ガウン
2. ゴーグル
3. N 95マスク
4. 外科用マスク

答え

Q.4 抗ウイルス薬はどれか。

1. ペニシリン
2. アシクロビル
3. エリスロマイシン
4. アンホテリシンB

答え

Q.5 消毒薬で正しいのはどれか。

1. アルデヒド系は毒性が強い。
2. エタノールの殺菌作用は濃度100％が最も強い。
3. 塩素系はヨウ素系よりも殺菌作用が強い。
4. 逆性石けんは有機物の残存による影響は受けない。

答え

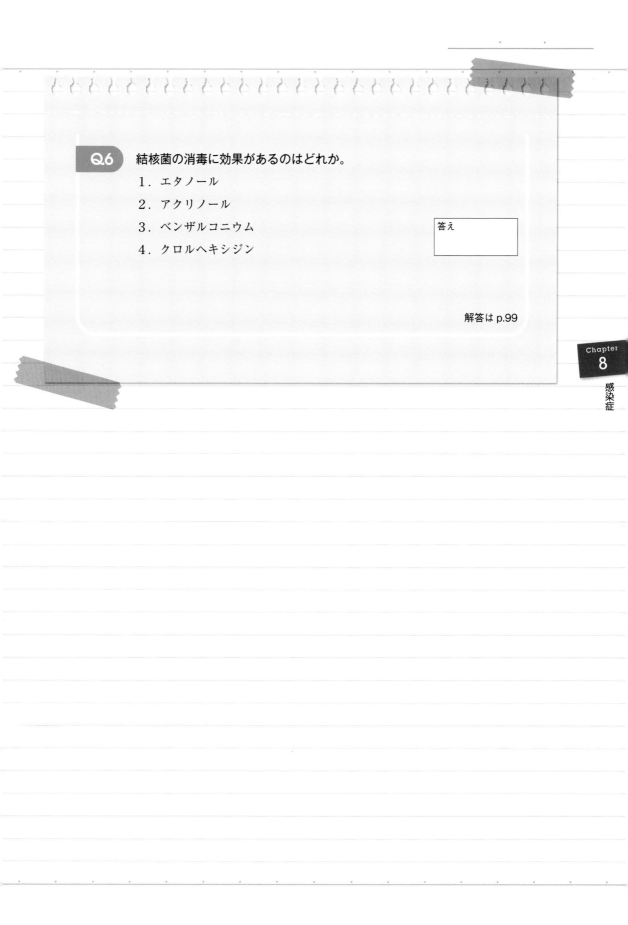

Q.6 結核菌の消毒に効果があるのはどれか。

1．エタノール
2．アクリノール
3．ベンザルコニウム
4．クロルヘキシジン

答え

解答は p.99

第 3 章

病原微生物と感染症

Chapter 9 主な病原細菌と細菌感染症

1 グラム陽性球菌

ブドウ球菌

●黄色ブドウ球菌が引き起こす感染症

【 化膿性炎症(伝染性膿痂疹など) 】、【 (エンテロトキシンによる)食中毒 】、

【 (表皮剥脱性毒素による)表皮剥脱性皮膚炎 】、

【 (毒素性ショック症候群毒素による)毒素性ショック症候群 】、【 MRSA感染症 】

●表皮ブドウ球菌は免疫不全患者で発症しやすい。日和見感染症の原因となり、【 尿路感染症、感染性心内膜炎、カテーテル菌血症など 】などを起こす。

レンサ球菌属

●A群レンサ球菌が引き起こす感染症

【 咽頭炎 】、【 (発毒毒素による)猩紅熱 】、

【 (皮膚に起こる)膿痂疹(とびひ)、蜂巣炎 】、

【 (致死率が高く発熱毒がかかわる)劇症型A群レンサ球菌感染症 】、

【 (腎不全を伴う)急性糸球体腎炎 】、

【 (発熱、多発性関節痛(炎)、心臓障害を伴う)リウマチ熱 】

●B群レンサ球菌引き起こす感染症

【 肺炎 】、【 髄膜炎 】、【 敗血症 】など。主に新生児に起こる感染症。

●肺炎球菌が引き起こす感染症

【 肺炎 】、【 中耳炎 】、【 髄膜炎 】など。予防には肺炎球菌ワクチンが有効である。

腸球菌属

●腸球菌が引き起こす感染症

【 尿路感染症 】、【 菌血症 】、【 心内膜炎 】など。日和見感染として引き起こることが多い。

2 グラム陰性好気性桿菌および球菌

シュードモナス属緑膿菌

●緑膿菌が引き起こす感染症

【　肺炎　】、【　尿路感染症　】、【　皮膚感染症　】、【　敗血症　】など。

主に易感染性宿主に起こる。

ボルデテラ属百日咳菌

●百日咳菌が引き起こす感染症

【　百日咳　】予防にはDTP（百日咳、ジフテリア、破傷風)三種混合ワクチンが有効。

ブルセラ属ブルセラ・メリテンシス

●【　ブルセラ症　】を引き起こす。

フランシセラ属野兎病菌

●野兎病菌による【　野兎病　】は、抗菌薬【　ストレプトマイシン　】、

【　ゲンタマイシン　】が有効である。

レジオネラ属レジオネラ・ニューモフィラ

●レジオネラ・ニューモフィラが引き起こす感染症

【　ポンティアック熱　】、【　レジオネラ肺炎　】。マクロライド系抗菌薬、ニューキノロン系
抗菌薬が有効である。

ナイセリア属淋菌、髄膜炎菌

●ナイセリア属で病原性を示すのは【　淋菌　】と【　髄膜炎菌　】で、それぞれ淋病と髄膜炎
や敗血症の原因となる。ペニシリン系抗菌薬が有効である。

3　グラム陰性通性嫌気性桿菌

腸内細菌科

エシュリキア属大腸菌

●大腸菌の中にはヒトに病気を起こす【　腸管病原性大腸菌　】、【　腸管組織侵入性大腸菌　】、
【　腸管毒素原性大腸菌　】、【　腸管出血性大腸菌　】、【　腸管凝集付着性大腸菌　】がある。
●中でも【　腸管出血性大腸菌(O157：H7)　】は【　ベロ毒素　】を産生する。食中毒の原
因となる。合併症として【　溶血性尿毒症症候群　】を起こす。

シゲラ属赤痢菌

●赤痢菌が起こす感染症

【 赤痢 】輸入感染例が多い。抗菌薬【 ニューキノロン系抗菌薬 】、【 カナマイシン 】
などが有効である。

サルモネラ属

●チフス症の原因菌、【 チフス菌 】と【 パラチフスＡ菌 】、急性胃腸炎を主とする食中毒
を起こす【 非チフス性サルモネラ菌 】に大別される。
抗菌薬【 ニューキノロン系抗菌薬 】などが有効である。

エルシニア属

●エルシニア属でヒトに病原性を持つのは【 ペスト菌 】、【 エルシニア・エンテロコリチカ 】、
【 仮性結核菌 】である。ペスト菌には【 ノミ 】に刺されて感染し、ペスト
【 (別名)黒死病 】を発症する。

クレブシェラ属肺炎桿菌

●肺炎桿菌が引き起こす感染症
日和見感染、院内感染の原因菌で【 尿路感染症 】、【 胆道感染症 】などを引き起こす。

その他の腸内細菌

●【 セラチア属 】、【 エンテロバクター属 】、【 シトロバクター属 】、
【 プロテウス属 】がある。

ビブリオ科

ビブリオ属

●コレラを発症する【 コレラ菌 】、代表的な食中毒原因菌の１つである腸炎ビブリオ食中毒
を発症する【 腸炎ビブリオ 】がある。コレラに罹患すると大量の下痢が出現する。
治療には抗菌薬【 テトラサイクリン 】、【 ニューキノロン系抗菌薬 】が用いられる。

エロモナス属

●河川、湖沼、汚水などに分布する【 エロモナス・ヒドロフィラ 】、エロモナス・ソブリア
は食中毒原因菌に指定されている。

プレジオモナス属

●【 プレジオモナス・シゲロイデス 】のみが属する。

表9-1　代表的な細菌性食中毒

原因菌	代表的な原因食品
【　黄色ブドウ球菌　】	おにぎり
【　腸炎ビブリオ菌　】	新鮮な魚介類
【　サルモネラ菌　】	生タマゴ
【　腸管出血性大腸菌　】	生牛肉

その他のグラム陰性通性嫌気性桿菌

ヘモフィルス属

●ヒトに病気を起こすヘモフィルス属の菌には【　インフルエンザ菌　】、【　軟性下疳菌　】が
ある。

●【　インフルエンザ菌　】が引き起こす感染症

インフルエンザ菌の莢膜の抗原性の違いからa〜fの6型に分類される。

【　b型　】インフルエンザ菌(Hib)は小児の髄膜炎や敗血症の原因となる。

予防には【　Hibワクチン　】接種が有効である。

●軟性下疳菌が引き起こす感染症

【　軟性下疳　】

4 ▶ グラム陰性嫌気性桿菌および球菌

バクテロイデス属

●腸内細菌の中で最も優勢で、糞便中に含まれる細菌の約80％を占める

【　バクテロイデス・ブルガタス　】

●その他のグラム陰性嫌気性桿菌

【　プレボテラ　】属、【　ポルフィロモナス　】属、【　フソバクテリウム属　】

●【　ベイヨネラ　】属：ヒトの口腔、上気道、腸管、腟内に常在する小球菌。

5 ▶ グラム陽性桿菌

▌有芽胞桿菌

バシラス属

●ヒトに病気を起こすバシラス属菌には、代表的なものとして【 炭疽菌 】と
【 セレウス菌 】がある。

●コッホ(Robert Koch)により炭疽の病原菌として初めて純培養された【 炭疽菌 】。
炭疽には、3つの病態【 皮膚炭疽 】、【 肺炭疽 】、【 腸炭疽 】がある。

●【 セレウス菌 】細菌性食中毒の原因菌の1つで下痢型と嘔吐型に分けられる。

クロストリジウム属

●クロストリジウム属菌には、ヒトに病気を起こす代表的なものとして【 破傷風菌 】、
【 ボツリヌス菌 】、【 ウェルシュ菌 】、【 ディフィシル菌 】などがある。

●【 破傷風菌 】は【 破傷風 】の原因で、同菌が産生する【 破傷風菌毒素 】が麻痺を
引き起こす。治療には【 ペニシリン系抗菌薬 】が有効である。

●【 ボツリヌス菌 】はボツリヌス毒素を産生し、ボツリヌス中毒を起こす。毒素型の食中毒
を起こす代表的な細菌。

●【 ウェルシュ菌 】はガス壊疽や毒素型食中毒を起こす。

●【 ディフィシル菌 】は偽膜性大腸炎を引き起こす。偽膜性腸炎は抗菌薬投与時に腸内細菌
叢が変化(【 菌交代症 】と呼ばれる)した時に起こることが多い。

▌無芽胞桿菌

リステリア属リステリア菌

●ヒトに病原性を示す菌種に【 リステリア・モノサイトゲネス 】がある。
新生児では髄膜炎・敗血症の原因となることがある【 新生児リステリア症 】

6 ▶ らせん菌

スピリルム属
●【　鼠咬症スピリルム　】の病原菌。この菌に感染しているイヌやネコに咬まれて感染する。

カンピロバクター属カンピロバクター・ジェシェニ
●ヒトに急性胃腸炎【　カンピロバクター腸炎　】を起こす。【　感染型食中毒菌　】の１つ。

ヘリコバクター属ヘリコバクター・ピロリ
●ヒトの胃から検出されるのは【　ヘリコバクター・ピロリ　】、

　【　ヘリコバクター・ピロリ　】は胃・十二指腸潰瘍の発生、再発に関与する。

▌スピロヘータ科

細長いらせん状で、特有のらせん運動を行う細菌群を【　スピロヘータ　】と総称する。

トレポネーマ属梅毒トレポネーマ
●【　梅毒トレポネーマ（トレポネーマ・パリダム）　】が引き起こす感染症は性感染症の１つで

　ある【　梅毒　】である。治療にはペニシリンGが第一選択である。

ボレリア属
●ヒトに病気を引き起こすボレリア属菌には、代表的なものとして、アフリカや中南米での回帰

　熱の病原菌【　回帰熱ボレリア　】と米国や日本で流行するライム病の原因菌

　【　ライム病ボレリア　】がある。

レプトスピラ属
●人獣共通感染症の１つ、【　レプトスピラ症　】の病原体である。

　【　テトラサイクリン系抗菌薬　】が有効である。

7 ▶ 放線菌と関連細菌

コリネバクテリウム属ジフテリア菌
●【　ジフテリア菌　】が引き起こす感染症【　ジフテリア　】。

　【　ジフテリア毒素　】と呼ばれる外毒素を産生し、それがジフテリアを起こす。北里柴三郎

　とベーリングによってジフテリア抗毒素血清療法が開発された。予防にはDTPワクチン接種

が有効である。

マイコバクテリウム属

●ヒトに感染症を引き起こすマイコバクテリウム属の菌は、代表的なものとして【　結核菌　】と【　らい菌　】がある。

●結核菌の引き起こす感染症【　結核　】

　診断には抗酸染色をして喀痰中の結核菌を検出し、その菌数【　ガフキー号数　】によって排菌の程度・状態を判定する【　喀痰塗抹検査　】がある。迅速検査法として喀痰などから結核菌の遺伝子を増幅して検出するPCR法が用いられる。

●抗菌薬の多剤併用療法で治療する。

●【　らい菌　】はハンセン病の病原菌。感染して発症すると皮膚潰瘍性病変、末梢神経障害を起こす。

放線菌類

【　放線菌　】属、【　ノカルジア　】属

8　その他 細胞内寄生菌

マイコプラズマ属

●ヒトに病気を引き起こすマイコプラズマ属菌には、代表的なものとして
　【　肺炎マイコプラズマ　】がある。

●【　肺炎マイコプラズマ　】は飛沫によって経気道的に感染し、マイコプラズマ肺炎を起こす。原発性非定型肺炎または異型肺炎と呼ばれる。

●治療には、マクロライド系抗菌薬、ニューキノロン系抗菌薬が用いられる。

リケッチア属

●【　発疹チフスリケッチア　】

　発疹チフスの病原体で、コロモジラミ、アタマジラミによって媒介される。

●【　発疹熱リケッチア　】

　発疹熱の病原体で、ヒトはノミに刺されて感染する。

●【　日本紅斑熱リケッチア　】

　日本紅斑熱の病原体で、2〜10日の潜伏期を経て頭痛、発熱、悪寒によって急激に発症し、その後、高熱、紅斑を生じ、刺し口を認める。フタトゲチマダニなどのマダニに咬まれて感染する。

●【　ツツガムシ病リケッチア　】

ツツガムシ病の病原体で、古典的ツツガムシ病、新型ツツガムシ病がある。ツツガムシに咬まれて感染する。

●【　腺熱リケッチア症　】

病原体はネオリケッチア・センネツ。

●リケッチア症には【　テトラサイクリン系抗菌薬　】による治療が有効である。

クラミジア属

●【　トラコーマクラミジア　】

トラコーマや【　性器クラミジア感染症　】などを起こす。性行為を介してヒトからヒトへ伝播する。

【　性器クラミジア感染症　】は性感染症の１つである。

●【　肺炎クラミドフィラ　】

クラミジア肺炎の病原体。異型肺炎の原因となる。

●【　オウム病クラミドフィラ　】

オウム病の病原体。

●クラミジア感染症には【　マクロライド系抗菌薬　】、【　ニューキノロン系抗菌薬　】、【　テトラサイクリン系抗菌薬　】による治療が有効である。

> ## Column
>
> ### 新型コロナウイルス感染症 [Coronavirus Disease 2019 (COVID-19)]
>
> 2019年暮れから中国湖北省・武漢市を源にとする呼吸不全症状を呈する重症呼吸器感染症が流行し、それが新規のコロナウイルス〔severe acute respiratory syndrome coronavirus 2 (SARS-CoV-2)〕によることが明らかにされた。
>
> SARS-CoV-2の性質は、2002年の暮れに中国南部広東省の源とする、動物由来コロナウイルスによる全身感染症 (表現型としては呼吸器感染症)、重症急性呼吸器感染症 (severe acute respiratory syndrome；SARS) の原因ウイルスSARS-CoV-1と類似する。その意味ではCOVID-19はSARSの再来とも考えることができる。SARS-CoV-1は中国に生息するキクガシラコウモリであり、SARS-CoV-2もコウモリ由来ウイルスと考えられている。COVID-19は動物由来ウイルス感染症である。
>
> SARSの流行では2002年暮れから2003年6月までの間で約8,000人の患者が発生して終息した。死亡者が約800人であり死亡率は約10％である。それに対してSARS-CoV-2のヒトからヒトへの伝播性がSARS-CoV-1のそれよりも高く、COVID-19の流行は世界的に広がり、2021年9月末の時点で、世界全体で2億3300万人の患者が確認されている。ワクチン接種がなされるまでは、COVID-19患者の死亡率は3-5％であった。
>
> ワクチン開発、治療薬開発が積極的に行われ、COVID-19流行が初めて確認されてから約1年後にはワクチン接種がなされはじめている。世界中で広くCOVID-19ワクチン接種が進み、COVID-19流行の終息、根絶がなされることが期待される。

Chapter 9　練習問題でおさらいしよう

Q.1 レンサ球菌が主要な常在細菌叢として存在するのはどれか。2つ選べ。

1．口腔内
2．上気道
3．大腸内
4．腟内
5．皮膚

答え

Q.2 腸管出血性大腸菌O-157感染にみられる合併症はどれか。

1．腸穿孔
2．蛋白漏出性胃腸症
3．過敏性腸症候群
4．溶血性尿毒症症候群

答え

Q.3 感染症と病原体の組み合わせで正しいのはどれか。

1．つつが虫病 – 真菌
2．帯状疱疹 – ウイルス
3．伝染性腸炎 – リケッチア
4．オウム病 – スピロヘータ

答え

解答は p.99

Chapter 10 主な病原真菌と真菌感染症

1 表在性真菌症を起こす真菌

◆皮膚糸状菌

●トリコフィトン属【 白癬菌 】、ミクロスポルム属【 表皮菌 】を総称して

【 皮膚糸状菌 】という。

●皮膚糸状菌による感染症

【 (頭部有髪部の)頭部白癬 】、【 (体幹部の)体部白癬；たむし 】、

【 (陰股部・殿部の)股部白癬；いんきんたむし 】、【 (趾間・足底の)足白癬；水虫 】、

【 (爪の)爪白癬 】

◆カンジダ属

●カンジダ属(特に【 カンジダ・アルビカンス 】)による感染症

【 皮膚カンジダ症 】、【 粘膜カンジダ症 】

●粘膜カンジダ症には、主に成人女性に起こる【 腟カンジダ症 】と、乳児に起こる【 口腔

カンジダ症(鵞口瘡) 】がある。

◆マラセチア属

●マラセチア属真菌(特にマラセチア・フルフル)が引き起こす感染症。

【 マラセチア 】属：健常者の皮膚に常在する真菌で、【 癜風 】の原因菌。

2 深部皮膚真菌症を起こす真菌

【 スポロトリックス属 】

深部皮膚真菌症のスポロトリコーシスの原因菌。

【 黒色真菌 】

黒色酵母菌と黒色糸状菌がある。

3 深在性真菌症を起こす真菌

●深在性真菌症を起こす真菌

【　カンジダ　】属、【　アスペルギルス　】属、【　クリプトコックス　】属、【　接合菌　】類、

【　トリコスポロン　】属、【　ニューモシスチス　】属

●深在性真菌症は主に感染防御能、免疫能が低下している【　易感染性宿主　】患者で起こる。

●【　ガンジダ属　】

　　ガンジタ・アルビカンスが原因真菌となることが多い。

●【　アスペルギルス属　】

　　アスペルギルス・フミガーツスが原因真菌となることが多い。

●【　クリプトコックス属　】

　　クリプトコックス・ネオフォルマンスが原因真菌となることが多い。

●【　接合菌類　】

　　原因真菌のほとんどがムコール科に分類される。

　　接合菌症は【　ムコール症　】とも呼ばれる。

●【　トリコスポロン属　】

　　トリコスポロン症、夏型過敏性肺炎の原因真菌。

●【　ニューモシスチス属　】

　　ニューモシスチス・カリニは、エイズなどの免疫不全患者で肺炎の原因となる。

4　輸入真菌症の病原菌

●国内に常在しない真菌に感染した入国者(帰国者など)が国内で発症すること。【　輸入真菌症　】

表10-1　主な輸入真菌症

疾患	原因真菌	多発地域
【　コクシジオイデス症　】	コクシジオイデス・イミチス (Coccidioides immitis)	アメリカ(アリゾナ、カリフォルニア、テキサス、ニューメキシコ)、中南米の特定地域
【　ヒストプラズマ症　】	ヒストプラズマ・カプスラーツム (*Histoplasma capsulatum*)	アメリカ中央部、中南米、東南アジア、オーストラリア、中央アフリカ
【　ブラストミセス症　】	ブラストミセス・テルマトチディス (*Blastomyces dermatitidis*)	アメリカ東南部・中部
【　パラコクシジオイデス症　】	パラコクシジオイデス・ブラシリエンス (*Paracoccidioides brasiliensis*)	中南米諸国(ブラジル、コロンビア、ベネズエラ)
【　マルネッフェイ型ペニシリウム症　】	ペニシリウム・マルネッフェイ (*Penicillium marneffei*)	中国南部、ベトナム北部、タイ

練習問題でおさらいしよう

Q1 肺真菌症の原因でない真菌を選びなさい。

1. アスペルギルス・フミガーツス
2. カンジダ・アルビカンス
3. クリプトコックス・ネオフォルマンス

答え

4. マラセチア・フルフル

解答は p.99

Chapter 11 主な病原原虫と原虫感染症

赤痢アメーバ原虫

●赤痢アメーバ原虫が引き起こす感染症

【　アメーバ赤痢　】、【　アメーバ性大腸炎　】を引き起こす。

ランブル鞭毛虫

●ランブル鞭毛虫が引き起こす感染症

下痢を主症状とする【　ジアルジア　】症を起こす。

クリプトスポリジウム・パルブム原虫

●クリプトスポリジウム・パルブムが引き起こす感染症

激しい下痢【　クリプトスポリジウム症　】を起こす。

〔クリプトスポリジウム症の特徴〕

①感染すると激しい下痢を起こし、エイズなどの免疫不全患者に重篤な【　日和見感染　】を起こし、致命的となる。

②感染力がきわめて強く、数個のオーシストの【　経口摂取　】で発症する。

③【　人獣共通感染症　】で、家畜、イヌ、ネコ、ネズミなども感染しており、感染源が身近に存在する。

④患者、感染動物はその糞便中に1日数十億～数百億個のオーシストを排出するので、環境水が汚染されやすい。

⑤オーシストは塩素系消毒薬に強い抵抗性を示すので、水道水、プールなどが汚染されると【　集団感染　】が発生する。

⑥【　新興感染症　】の1つに位置づけられている。

⑦診断は糞便からの成熟オーシストの検出(ショ糖液浮遊法、抗酸染色、蛍光抗体法など)による。

　　クリプトスポリジウム症は感染症法で「5類感染症の全数把握疾患」に指定されており、糞便検査でオーシストが検出された場合、7日以内に最寄りの保健所に診断した医師が届け出なければならない。

⑧脱水症状などに対する【　対症療法　】を行う。

◆大腸バランチジウム原虫

大腸バランチジウム原虫は、【　ブタ　】に寄生している。

2　性・泌尿器寄生性原虫類

◆腟トリコモナス原虫

性行為によって虫体がヒトからヒトに移行して感染して、

【　腟トリコモナス症(トリコモナス性腟炎)　】を起こす。【　性感染症　】の1つ。

3　血液・組織寄生性原虫

◆トキソプラズマ・ゴンディ

　トキソプラズマ症は、人獣共通感染症の1つ。成人では無症状に経過する【　不顕性感染　】

が大部分である。

●【　先天性トキソプラズマ症　】は、妊婦が感染すると、増殖した栄養型(急増虫体)が胎盤を

　通過して胎児に感染することによって起こる。

●【　ネコ　】科の動物が宿主である。

◆トリパノソーマ原虫

●鞭毛をもつ原虫で、【　トリパノソーマ症　】を起こす病原体。

●クルーズトリパノソーマ原虫は【　シャーガス病　】、【　アフリカ睡眠病　】の病原体である。

◆リーシュマニア原虫

●ヒトに感染するのは【　ノバンリーシュマニア　】原虫、【　熱帯リーシュマニア　】原虫、

　【　ブラジルリーシュマニア　】原虫の3種類である。

◆アカントアメーバ・カルバートソニ原虫

●コンタクトレンズの使用者に角膜炎【　アメーバ性角膜炎　】を起こす。

◆プラスモジウム原虫(マラリア原虫)

●【　マラリア　】の病原体原虫。

●マラリア原虫には【　熱帯熱マラリア　】原虫、【　三日熱マラリア　】原虫、

　【　四日熱マラリア　】原虫、【　卵形マラリア　】原虫の4種類がある。

●【　ハマダラカ　】が媒介である。

●流行地は熱帯・亜熱帯地域である。

●なかでも【　熱帯熱マラリア　】が最も重症で症状が激しく死亡することもある。

表11-1　原虫感染症と媒介生物

原虫（感染症）	ヒトへの感染にかかわる媒介生物
プラスモジウム原虫（マラリア）	【　ハマダラカ　】
ドノバンリーシュマニア原虫（カラ・アザール）	【　サシチョウバエ　】
クルーズトリパノソーマ原虫（シャーガス病）	【　サシガメ　】
ガンビアトリパノソーマ原虫（アフリカ睡眠病）	【　ツェツェバエ　】
クリプトスポリジウム・パルブム原虫（クリプトスポリジウム症）	【　媒介生物なし　】

Q1 経胎盤感染経路による母子感染が成立することがある原虫を選びなさい。

1. ランブル鞭毛虫

2. トリコモナス原虫

3. トキソプラズマ・ゴンディ

4. クリプトスポリジウム・パルブム

答え

解答は p.99

1 DNAウイルス

ポックスウイルス科

◆ポックスウイルスによる感染症

●ヒトに病気を引き起こす代表的なポックスウイルスには、オルトポックスウイルス属に分類される【 痘瘡ウイルス 】、【 サル痘ウイルス 】、モルスキポックスウイルス属に分類される【 伝染性軟属腫ウイルス 】がある。

●痘瘡ウイルスは、痘瘡(天然痘)の病原体で、痘瘡は地球上から根絶された疾患である(痘瘡ウイルス自体はロシアと米国の研究所に保管されている)。

●【 伝染性軟属腫ウイルス 】は、伝染性軟属腫、いわゆる【 水いぼ 】の原因ウイルスである。

ヘルペスウイルス科

◆ヒトヘルペスウイルスによる感染症

●ヘルペスウイルスは、【 α 】、【 β 】、【 γ 】ヘルペス亜科に分類される。一度感染したら持続感染および潜伏感染を起こすのが特徴である。

●ヒトに感染するヘルペスウイルスの中で、αヘルペスウイルス亜科に分類されるのは
【 単純ヘルペスウイルス1型 】、【 単純ヘルペスウイルス2型 】、
【 水痘・帯状疱疹ウイルス 】、
βヘルペスウイルス亜科に分類されるのは
【 ヒトサイトメガロウイルス 】、【 ヒトヘルペスウイルス6型 】、
【 ヒトヘルペスウイルス7型 】、
γヘルペスウイルス亜科に分類されるのは
【 EBウイルス 】、【 ヒトヘルペスウイルス8型 】である。

◆単純ヘルペスウイルス1型、2型による感染症

●【 急性歯肉口内炎 】、【 口唇ヘルペス・眼瞼ヘルペス 】、【 角膜ヘルペス 】、
【 ヘルペス脳炎 】、【 性器ヘルペス 】、【 新生児ヘルペス 】

●治療には抗ウイルス薬【 アシクロビル 】が有効である。

◆水痘・帯状疱疹ウイルスによる感染症

●【 (初感染時の)水痘 】、【 (再活性化時の)帯状疱疹 】

●予防には【　水痘ワクチン　】接種が有効である。

●治療には【　アシクロビル　】が有効である。

◆ヒトサイトメガロウイルスによる感染症

●初感染の大部分は【　不顕性感染　】で、リンパ球、腺組織に潜伏感染して免疫能が低下したときに再活性化し、肺炎、腸炎、網膜炎を起こす。予後不良で【　日和見感染症　】の病原体の1つである。

●治療には抗ウイルス薬【　ガンシクロビル　】が用いられる。

◆エプスタイン-バールウイルス(EBウイルス、EBV)による感染症

●初感染の大部分は【　不顕性感染　】であるが、ときに【　伝染性単核症　】を引き起こす。

●バーキットリンパ腫と上咽頭がんなどの【　EBV関連腫瘍　】の原因となる。

◆ヒトヘルペスウイルス6型による感染症

●【　突発性発疹　】を引き起こす。

◆ヒトヘルペスウイルス8型による感染症

●ヒトヘルペスウイルス8型は【　カポジ肉腫関連ヘルペスウイルス　】とも呼ばれる。

●エイズ患者などの免疫不全患者で【　カポジ肉腫　】の原因となる。

アデノウイルス科

◆アデノウイルス科のウイルスによる感染症

●【　飛沫、接触　】感染により上気道や眼の粘膜に感染し、増殖する。

●【　急性熱性咽頭炎　】、【　プール熱　】と呼ばれる咽頭結膜熱、【　流行性角結膜炎　】、【　急性出血性膀胱炎　】、【　急性胃腸炎　】を引き起こす。

ポリオーマウイルス科

◆ポリオーマウイルス科【　JCウイルス　】による感染症

●ほとんどのヒトは、乳幼児期に【　JCウイルス　】に感染する。

●免疫不全患者が発症することのある【　進行性多巣性白質脳症(PML)　】の原因となる。

●遅発性ウイルス感染症の1つである。

パピローマウイルス科

●ヒトパピローマウイルスによる感染症

●手指などに生じる【　尋常性疣贅　】、顔面などに生じる【　扁平疣贅　】、性器粘膜に生じる【　尖圭コンジローマ　】など。

●ヒトパピローマウイルスは【　子宮頸がん　】の原因となる。子宮頸がんの発症予防に有効な
　ヒトパピローマウイルスワクチンがある。

パルボウイルス科

◆ヒトパルボウイルスB19による感染症

●【　伝染性紅斑　】（リンゴ症とも呼ばれる）の原因となる。

●【　赤血球再生不良症　】
　鎌状赤血球症などの患者がヒトパルボウイルスB19に感染したときに起こることがある。

●【　胎児水腫　】
　妊婦が感染すると経胎盤経路で胎児が感染して起こる。先天性ウイルス感染症の１つ。

2 ▶ RNAウイルス

ピコルナウイルス科

◆ピコルナウイルスによる感染症

●ピコルナウイルス科のウイルスでヒトに病気を起こすウイルス
　【　エンテロウイルス　】属、【　ヘパトウイルス　】属、【　ライノウイルス　】属などがある。

●エンテロウイルス属には【　ポリオウイルス　】、【　コクサッキーウイルス　】、
　【　エコーウイルス　】、【　エンテロウイルス　】などがある。

●ヘパトウイルスには【　A型肝炎ウイルス　】がある。

●ライノウイルス属のウイルスの多くは、上気道炎の病原体である。

◆エンテロウイルスによるウイルスによる感染症

●【　ポリオウイルス　】急性四肢麻痺（急性灰白髄炎、いわゆるポリオ）を引き起こす。ポリオ
　ワクチン接種が予防に有効である。

●【　コクサッキーウイルス　】、【　エコーウイルス　】、【　エンテロウイルス　】はヘルパン
　ギーナ、手足口病、流行性筋痛症、心筋炎、心嚢炎などを引き起こす。
　【　エンテロウイルス70型　】は急性出血性結膜炎の原因である。

●ライノウイルスは【　かぜ症候群（上気道炎）　】の原因となる。

レオウイルス科

◆レオウイルスによる感染症

●【　オルソレオウイルス　】属、【　オルビウイルス　】属、【　ロタウイルス　】属など９つ
　のウイルス属がある。

◆ロタウイルスによる感染症

【　小児下痢症　】の原因ウイルスの1つである。【　Ａ　】群、【　Ｂ　】群、【　Ｃ　】群ロ
タウイルスか糞口感染によってヒトに感染し下痢症を起こす。なかでもＡ群ロタウイルスに
よる下痢症が最も多い。予防にはロタウイルスワクチン接種が有効である。

カリシウイルス科

◆カリシウイルスによる感染症

●ヒトに病気を引き起こすカリシウイルスには【　ノロウイルス　】属と【　サポウイルス　】
属がある。

●【　ノロウイルス　】属と【　サポウイルス　】属のウイルスは嘔吐、下痢、腹痛などを伴う
急性胃腸炎を引き起こす。

トガウイルス科

◆トガウイルスによる感染症

●ヒトに病気を引き起こすトガウイルス科には【　アルファウイルス　】属と
【　ルビウイルス　】属がある。

◆アルファウイルスによる感染症

●【　西部ウマ脳炎ウイルス　】(アメリカ大陸)、【　東部ウマ脳炎ウイルス　】(アメリカ大陸)、
【　ベネズエラウマ脳炎ウイルス　】
(中南米)は、脳炎の原因となる。蚊に刺されて感染する。

●【　チクングニアウイルス　】
(世界中の熱帯・亜熱帯地域)※は、発熱、発疹、関節痛(関節炎)の症状を呈する
【　チクングニア熱　】を引き起こす。蚊に刺されて感染する。

●【　ロスリバーウイルス　】(オーストラリア、パプアニューギニアなど)は、チクングニア熱
の症状に類似した症状を呈する。蚊に刺されて感染する。

◆ルビウイルスによる感染症

●ヒトに病気を引き起こすルビウイルスには【　風疹ウイルス　】がある。

●【　風疹ウイルス　】による感染症
【　風疹　】、【　先天性風疹症候群　】

●【　風疹　】
2～3週間の潜伏期の後に発熱・発疹などの症状が出現。予防には【　風疹ワクチン　】接種
が有効である。

●【　先天性風疹症候群　】
妊婦が、妊娠初期に風疹ウイルスに感染すると、胎児が経胎盤経路で風疹ウイルスに感染する

※2014年から中南米の熱帯・亜熱帯地域でも流行しはじめた。

Chapter
12
主な病原ウイルスとウイルス感染症

ことによって引き起こされる。主な症状は難聴、白内障、心疾患などである。

フラビウイルス科

◆フラビウイルスによる感染症

●ヒトに病気を引き起こすフラビウイルスには【　フラビウイルス属　】、
【　ペスチウイルス属　】、【　ヘパシウイルス属　】がある。

◆【　フラビウイルス　】属による感染症

●ヒトに病気を引き起こす【　フラビウイルス属　】には、代表的なものとして
【　デングウイルス群　】、【　日本脳炎ウイルス群　】、【　ダニ媒介脳炎ウイルス群　】があ

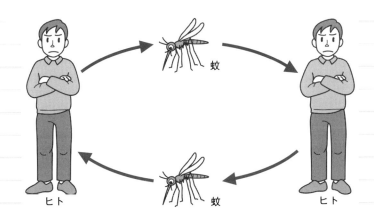

図12-1　デングウイルスの感染経路

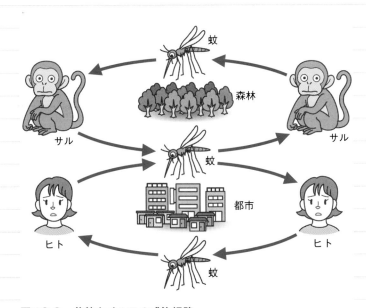

図12-2　黄熱ウイルスの感染経路

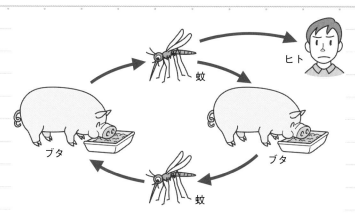

図12-3　日本脳炎ウイルスの感染経路

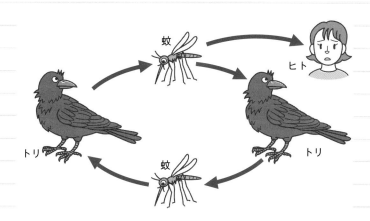

図12-4　西ナイルウイルスの感染経路

る。
- デングウイルスによる感染症（**図12-1**）

【　デング熱　】、【　デング出血熱　】

ネッタイシマカ、ヒトスジシマカに刺されて感染する。熱帯・亜熱帯地域で流行している。
- 黄熱ウイルスによる感染症（**図12-2**）

【　黄熱　】

ネッタイシマカなどのヤブカに刺されて感染する。アフリカ・中南米の熱帯・亜熱帯地域で流行している。予防には【　黄熱ワクチン　】接種が有効である。
- 日本脳炎ウイルスによる感染症

【　日本脳炎　】（**図12-3**）

【　コガタアカイエカ　】が媒介蚊である。日本を含むアジアで広く流行している。予防には

【　日本脳炎ワクチン　】接種が有効である。
- 西ナイルウイルスによる感染症（**図12-4**）

【　西ナイル熱　】、【　西ナイル脳炎　】

トリと蚊の間のサイクルで維持され、蚊の吸血によってヒトに感染する。約20％が顕性感染となり、その大部分が熱性疾患【　西ナイル熱　】を発症し、約150人に１人が脳炎【　西ナイル脳炎　】を起こす。アフリカ、ヨーロッパ、アメリカ大陸、アジア(東南アジアを除く)で流行している。

●ダニ媒介脳炎ウイルスによる感染症

【　ダニ媒介脳炎　】

ダニ媒介脳炎ウイルスには【　中部ヨーロッパ脳炎　】ウイルス、【　ロシア春夏脳炎　】ウイルスなどがあり、日本(北海道)からロシア、ヨーロッパにかけて分布している。マダニに咬まれて感染する。

◆ヘパシウイルス属のウイルスによる感染症

●【　C型肝炎　】

C型肝炎ウイルスによる肝炎(後述、p.95参照)

オルソミクソウイルス科

◆オルソミクソウイルス(インフルエンザウイルス)による感染症

●ヒトに病気を引き起こすオルソミクソウイルスには【　A　】型、【　B　】型、【　C　】型インフルエンザウイルスがある。

◆インフルエンザウイルスによる感染症

●【　インフルエンザ　】

インフルエンザウイルス感染による上気道炎、気管支炎をいう。発熱、咳嗽・鼻汁、関節痛、頭痛を伴う。

●【　インフルエンザ肺炎　】

インフルエンザウイルス感染に伴う肺炎。高齢者に多く、細菌性二次感染を伴うことが多い。

●【　インフルエンザ脳症　】

インフルエンザ発症時に認められる中枢神経障害で、予後不良である。中枢神経組織でインフルエンザウイルスは増殖していることはない。

パラミクソウイルス科

◆ヒトに病気を引き起こすパラミクソウイルスの代表的なウイルス

●【　パラインフルエンザウイルス　】、流行性耳下腺炎(おたふくかぜ)の原因ウイルスである【　ムンプスウイルス　】、麻疹(はしか)の原因ウイルスである【　麻疹ウイルス　】、呼吸器感染症を起こす【　RSウイルス　】などがある。

●【　パラインフルエンザウイルス　】

１～４型の血清型がある。小児の呼吸器感染症。

【　かぜ症候群　】の原因となる。

●【　ムンプスウイルス　】

ムンプス【　流行性耳下腺炎　】を引き起こす。難聴を合併することがある。予防には

【　ムンプスワクチン　】接種が有効である。

●【　麻疹ウイルス　】

麻疹(はしか)の原因ウイルスである。予防には【　麻疹ワクチン　】接種が有効である。

●【　RSウイルス　】

乳幼児に下気道感染症【　肺炎　】、【　細気管支炎　】を引き起こす。冬期に流行する。

ラブドウイルス科

◆ヒトに病気を引き起こすラブドウイルスには【　狂犬病ウイルス　】がある。

●【　リッサウイルス　】属【　狂犬病　】ウイルスによる感染症。

●【　狂犬病　】

狂犬病ウイルスに感染している【　狂犬　】に咬まれて感染する。予防には

【　狂犬病ワクチン　】接種が有効である。

コロナウイルス科

◆ヒトに病気を引き起こすコロナウイルス

●【　ヒト呼吸器コロナウイルス　】、【　SARSコロナウイルス１　】、【　MERSコロナウイル
ス　】などがある。

●ヒト呼吸器コロナウイルスによる感染症。

【　かぜ症候群　】、【　上気道感染症　】の主要な病原体である。

●SARSコロナウイルス

【　重症急性呼吸器症候群(SARS)　】の病原体である。致死率約10％の重症肺炎を引き起こ
す。2003年に中国などで流行した。動物由来ウイルス感染症である。

●MERSコロナウイルス

【　中東呼吸器症候群(MERS)　】の病原体である。致死率約40％の重傷肺炎を引き起こす。
中東で流行している。MERSコロナウイルスの宿主はヒトコブラクダである。

●SARSコロナウイルス２

【　新型コロナウイルス感染症(COVID-19)　】の病原体である。致死率が約５％の重症呼吸
器感染症を引き起こす。2019年末から中国武漢市で流行し始め、世界的流行に拡大している。

ブニヤウイルス科

◆ヒトに病気を引き起こすブニヤウイルス

●【　バンダウイルス(旧ブニヤウイルス)　】属、【　オルトハンタウイルス(旧ハンタウイル

ス）】属、【　オルトナイロウイルス(旧ナイロウイルス)　】属、【　フレボウイルス　】属
がある。

●オルトハンタウイルス属の【　ハンタウイルス　】による感染症

【　(アジアからヨーロッパにかけて流行している)腎症候性出血熱　】、

【　(アメリカ大陸で流行している)ハンタウイルス肺症候群　】

ネズミなどのげっ歯類がハンタウイルスの宿主である。

●オルトナイロウイルス属【　クリミア・コンゴ出血熱ウイルス　】による感染症

【　クリミア・コンゴ出血熱　】:【　マダニ　】の媒介(吸血)によってヒトに感染する。アフ
リカ、ヨーロッパ、中東、中央アジアで流行している。

●バンダウイルス属【　重症熱性血小板減少症候群(SFTS)ウイルス　】による感染症

致死率が10 ～ 30 %のウイルス性出血熱である。マダニに咬まれて感染する

【　ダニ媒介ウイルス感染症　】。中国、韓国、日本(特に西日本)で流行している。

アレナウイルス科

◆ヒトに病気を引き起こすアレナウイルス

●【　リンパ球性脈絡髄膜炎(LCM)　】ウイルス、【　ラッサ　】ウイルス、【　フニン　】ウイ
ルス、【　マチュポ　】ウイルス、【　ガナリト　】ウイルスなどがある。アレナウイルスの宿
主はネズミなどのげっ歯類である。

●ラッサウイルスによる感染症

【　ラッサ熱　】:発熱、筋肉痛、口腔内潰瘍、悪心・嘔吐、下痢などを呈し、出血症状、浮腫
をきたす。西アフリカで流行している。

レトロウイルス科

◆ヒトに病気を引き起こすレトロウイルス

●【　ヒトTリンパ球向性ウイルスⅠ型(HTLV-Ⅰ)　】と【　ヒト免疫不全ウイルス(HIV)　】
がある。

●【　ヒトTリンパ球向性ウイルスⅠ型　】による感染症

【　成人T細胞白血病　】

【　ヒトTリンパ球向性ウイルスⅠ型　】に感染し、数十年にわたる長い潜伏期間の後に白血病

【　成人T細胞白血病　】を発症することがある。

●【　ヒト免疫不全ウイルス　】による感染症

【　後天性免疫不全症候群　】

抗レトロウイルス薬による治療(多剤併用療法)が有効である。HIVはCD 4 陽性Tリンパ球に
感染する。

3 肝炎ウイルス

◆A型肝炎

● 【 ピコルナウイルス科ヘパトウイルス属 】に分類される【 A型肝炎ウイルス 】による
感染症である。

● 【 A型肝炎ウイルス 】に感染後2～6週間の潜伏期間を経て、全身倦怠感、食欲不振、発熱、
悪心・嘔吐などの症状で発症し、続いて黄疸が出現する。高齢者を含む成人では重症化しやす
い。予防には【 A型肝炎ワクチン 】接種が有効である。

◆B型肝炎

● ヘパドナウイルス科【 オルソヘパドナウイルス属 】に分類される
【 B型肝炎ウイルス 】による感染症。

● 【 B型肝炎ウイルス 】は感染すると、通常1～6か月の潜伏期間を経て、肝炎症状(全身倦
怠感、食欲不振、発熱、悪心・嘔吐、黄疸など)を呈し(急性肝炎)、2～4か月以内に治癒する。
ときに症状が激しく致死率の高い劇症肝炎を起こすことがある。

● 感染経路は【 母子 】感染、【 血液 】を介しての感染、【 性行為 】を介して感染する
ことがある。抗ウイルス薬による有効な治療法がある。【 肝硬変 】、【 肝細胞がん 】の
原因にもなる。予防には【 B型肝炎 】ワクチン接種が有効である。

◆C型肝炎

● 【 フラビウイルス科 】ヘパシウイルス属に分類される【 C型肝炎ウイルス 】による感
染症。HBVと同様に主として血液、体液を介して感染する。

● 【 C型肝炎ウイルス 】に感染後1～3か月の潜伏期間を経て肝炎を発症する。全身倦怠感、
食欲不振、発熱、悪心・嘔吐、黄疸などを呈する。50～80％が【 慢性C型肝炎 】に移行し、
その後10～20年を経過して【 肝硬変 】に進展し、さらには【 肝細胞がん 】を合併する。
有効な抗ウイルス薬が開発、臨床応用されている。

◆E型肝炎

● 【 ヘペウイルス科 】の【 E型肝炎ウイルス 】による感染症である。

● 【 E型肝炎ウイルス 】に感染後1～2か月の潜伏期間を経て、全身倦怠感、発熱、悪心、
黄疸などの症状を呈する。通常、1か月程度で治癒し、慢性化しない。ブタ、イノシシ、シカ
などの肉の生食で感染する。

主な病原ウイルスとウイルス感染症

表12-1　主なウイルスとそれに引き起こされる疾患

疾患	ウイルス
伝染性紅斑	【　ヒトパルボウイルスB19　】
水痘	【　水痘帯状疱疹ウイルス　】
性器ヘルペス	【　単純ヘルペスウイルス　】
急性出血性膀胱炎	【　アデノウイルス　】
咽頭結膜熱	【　アデノウイルス　】
進行性多巣性白質脳症（PML）	【　JCウイルス　】
尖圭コンジローマ	【　ヒトパピローマウイルス　】
胎児水腫	【　ヒトパルボウイルスB19　】
伝染性単核症	【　EBウイルス　】
カポジ肉腫	【　ヒトヘルペスウイルス8型　】
突発性発疹	【　ヒトヘルペスウイルス6型　】
急性出血性結膜炎	【　エンテロウイルス70型　】

4　プリオンとプリオン病

プリオン

- プリオンは【　感染性のあるタンパク質粒子　】の略である。

  動物のプリオン病【　ウシ海綿状脳症（BSE）　】は1986年にイギリスでが初めて確認されている。【　狂牛病　】とも呼ばれる。

- ヒトのプリオン病としては先天的なものと後天的なものがあり、その代表的疾患が

  【　クロイツフェルト・ヤコブ病　】（Creutfeldt-Jakob diseas, CJD）で【　孤発性　】、散発性、

  【　家族性　】、遺伝性、【　医原性　】、感染性がある。

- 【　変異型クロイツフェルト・ヤコブ病　】（variant CJD）

  狂牛病にかかっている牛の肉・神経組織を食することでCJDに罹患することがある。

  【　変異型CJD　】と呼ばれる。

練習問題でおさらいしよう

Q.1 正しい組み合わせはどれか。

1. ヒト免疫不全ウイルス－カポジ肉腫
2. B型肝炎ウイルス－先天性白内障
3. 麻疹ウイルス－輸血後肝炎
4. 風疹ウイルス－手足口病

答え

Q.2 ウイルスが原因で発症するのはどれか。

1. 血友病
2. 鉄欠乏性貧血
3. 再生不良性貧血
4. 成人T細胞白血病（ATL）

答え

Q.3 水痘の症状はどれか。

1. 耳下腺の腫脹
2. 両頬部のびまん性紅斑
3. 水疱へと進行する紅斑
4. 解熱前後の斑状丘疹性発疹

答え

Q.4 ヒト免疫不全ウイルス（HIV）感染症で正しいのはどれか。

1. 経皮感染する。
2. 無症候期がある。
3. DNAウイルスによる。
4. 血液中のB細胞に感染する。

答え

Q.5 HIV 感染症の薬物治療で正しいのはどれか。

1. CD4陽性細胞の増加で効果が判定できる。
2. 薬剤は単剤で開始する。
3. AIDSが発症してから開始する。
4. 妊娠中は禁忌である。

答え

Q.6 ヒト免疫不全ウイルス（HIV）が感染する細胞はどれか。

1. 好中球
2. 形質細胞
3. Bリンパ球
4. ヘルパー〈CD4陽性〉Tリンパ球
5. 細胞傷害性〈CD8陽性〉Tリンパ球

答え

Q.7 新型コロナウイルス感染症（COVID-19）の特徴はどれか。

1. ワクチン接種で感染を完全に防ぐことができる。
2. 動物由来ウイルス感染症である。
3. 主に子どもの感染症である。
4. 単なる呼吸器感染症である。

答え

解答は p.99

問題の解答

Chapter1	微生物学の歩み
Q1	2
Q2	1
Q3	4

Chapter2	細菌学
Q1	2
Q2	2、3

Chapter3	真菌学
Q1	3

Chapter4	原虫学
Q1	1
Q2	2

Chapter5	ウイルス学
Q1	2
Q2	3

Chapter6	感染と感染症とは
Q1	1
Q2	4
Q3	4
Q4	1、5

Chapter7	免疫学
Q1	4
Q2	4

Chapter8	感染症
Q1	3
Q2	3
Q3	3
Q4	2
Q5	1
Q6	1

Chapter9	主な病原細菌と細菌感染症
Q1	1、2
Q2	4
Q3	2

Chapter10	主な病原真菌と真菌感染症
Q1	4

Chapter11	主な病原原虫と原虫感染症
Q1	3

Chapter12	主な病原ウイルスとウイルス感染症
Q1	1
Q2	4
Q3	3
Q4	2
Q5	1
Q6	4
Q7	2

さくいん

ステップアップ微生物学ノート
第2版

著　者	サイジョウマサユキ 西條政幸
発行人	中村雅彦
発行所	株式会社サイオ出版
	〒101-0054
	東京都千代田区神田錦町 3-6　錦町スクゥエアビル７階
	TEL 03-3518-9434　FAX 03-3518-9435
	https://www.scio-pub.co.jp
カバーデザイン	Anjelico
DTP	マウスワークス
本文イラスト	日本グラフィックス
印刷・製本	株式会社朝陽会

2018 年　4 月 27 日　第 1 版第 1 刷発行	ISBN 978-4-86749-001-3　　Ⓒ Masayuki Saijyo
2021 年 12 月 24 日　第 2 版第 1 刷発行	●ショメイ：ステップアップビセイブツガクノートダイニハン
2024 年　2 月 28 日　第 2 版第 2 刷発行	乱丁本、落丁本はお取り替えします。